免疫力を高めウイルスに克つすごい【原式】呼吸法

原アカデミー株式会社代表
名誉心理学博士（U・S・A・）
原　久子

まえがき――感染するかしないかは免疫力にかかっている

令和の時代に入り、今、地球は次元上昇を始めています。今まで地球は、私たちが自由気ままに、どのような生き方をしていても、私たちを守り、好きにさせてくれていました。

ところが地上に住んでいる多くの人たちの心が、欲望のままにふるまい、自然を顧みることをせず、一方では恐怖心やその他のマイナス的な思いを持って生活しているために、地震や台風、その他の自然災害が度々起こりました。

その度に地球は私たちに『今の生き方はそれで良いのですか』とのメッセージを送り続けてきていました。

しかし、多くの人たちは、自分の生き方を見直すことをしなかったので、今回は否応なしに家に入って自分を見つめざるを得ない状況となり、コロナ問題が起きているのだと思います。

新型コロナウイルスに感染するかしないかは、私たちの免疫力にかかっています。

コロナにかかって重症になったり亡くなる方は、お年寄りや持病を持っていたり、今病んでいる方々が多いと思います。従って、新型コロナウイルスにかからないため、また、もしかかってしまっても症状を悪化させないカギは、肺を強化して免疫力を上げることにあります。

免疫力を上げ、肺を強化するために、お金もかけず誰でもどこでもできる方法があります。

それが、「原式呼吸法」なのです。

この呼吸法で、免疫力を下げてしまう二大要因を克服することが可能です。

第一要因は、自律神経のバランスが崩れていることです。今、病を持っている方やストレスを抱えている方は、自律神経のバランスが崩れているため免疫力が低下しています。この方々の特徴は、常に緊張状態にあるため、浅い呼吸を行っています。常時、浅い呼吸を繰り返していますと、マイナス的発想が増し、熟睡も出来ず、免疫力は落ちてしまいます。

原式呼吸法は、深い呼吸が身につき副交感神経を活性化させるので、リラックスを促し、自律神経のバランスがとれていきます。その結果、免疫力が上がります。

免疫力を下げる二つ目の要因は、基礎体温が低いことです。

私たちの基礎体温が一度下がると、免疫力が三七％低下するといわれています。では、基礎体温はどうしたら上げることができるのでしょうか。

それは、原式呼吸法で可能なのです。この呼吸法を三〇回くらい行って頂きますと、誰でも手足がすぐに温かくなります。毎日この呼吸法を一日一〇〇回くらい二カ月も行って頂きますと、基礎体温は確実に上がっていきます。

どこでも、誰でも、お金をかけずにできるこの原式呼吸法で免疫力を上げて、コロナのみならず、様々な病から解放されますことを切に願っています。

原　久子

もくじ

第2章 呼吸法＋イメージ力で免疫力がこんなに上がる

第3章 「原式呼吸法」で効果が実感できる

第4章 実証「原式呼吸法」でこんなに良くなった

第5章 もっと知りたい!「原式呼吸法」についてのQ&A

本文イラスト・しょぱん

プロローグ

「原式呼吸法」は心身の健康を実現させる

◆「呼吸」は心と体の架け橋

息は「生き」に通じる言葉で、日本語では生命そのものの表現としても使われています。外国では精神のことを英語でスピリット、フランス語でエスプリ、ドイツ語でガイストと言いますが、これらの言葉は精神という意味とともに「空気」という意味もあります。

これはおそらく、精神作用と呼吸が密接に関係しているという人類共通の体験からきているものと思われます。

私たち人間は、生まれてから死ぬまで絶えず呼吸をしています。新生児は一分間におよそ六〇回、六歳の幼児で一分間に二〇回、成人は一四～一八回の呼吸を行いますから、八〇歳まで生きた場合、最低でも六〇億回以上の呼吸をする計算になります。

古代インド医学のアーユルヴェーダの教えでは「長息は長生きに通ずる」と言い、一回一回の呼吸をとても大切にしています。この長息が長生きにつながるというのは、人間の一生のうちの呼吸数が決まっているという考えが基本にあります。せわしない呼吸を続けていると、その分、呼吸の持ち数が早くなくなるので短命に終わるという考え方をするのです。

深く正しい呼吸は、私たちに長寿をもたらすだけではなく、心の安らぎをも与えてくれます。その鍵を握っているのは、自律神経です。

一般に、副交感神経は生体の内部にエネルギーを蓄積させる方向に働き、交感神経は生体内に蓄積されたエネルギーを活用して生体を積極的に活動させます。

これら自律神経の働きは、私たちの意志とは関係なく、睡眠中も休むことなく一生涯働き続けます。私たちの内臓が二四時間働くことができるのは、こうした仕組みによるものです。

自律神経の働きは、私たちの精神状態や心の働きとも密接に関係しています。心臓がドキドキしているときや瞳がカッと見開いているときは、極度に交感神経が緊張しているときです。

また、このときは肉体的にも緊張しているのです。つまり、怒ったり、イライラしたり、とにかく体が緊張すると交感神経の働きが高まるのです。

逆に、体がリラックスしたり心が平穏なとき、寝ているときなどには、副交感神経がフルに活躍しています。

ですから、自律神経のバランスを正しくコントロールすることができれば、心もコントロールでき、平安な心身を維持することもできるということになります。

ところが、意志の力を使って自律神経をコントロールすることは大変困難です。ここに私たち自身の心のコントロールのむずかしさがあるのです。

イライラしてしまったときに、そのイライラを収めようと思っても、すぐに収まるものではありません。つまり、自分自身で心をコントロールすることは、とてもむずかしいことなのです。

ところが呼吸の仕方を変えることによって、心は意外に簡単にコントロールすることができるのです。

それが本書でご紹介する「原式呼吸法」であり「丹田（へその下あたりの所）を使った正しい呼吸法」です。

◆副交感神経と交感神経のバランスを整える「原式呼吸法」

私たちは日常生活の中で、無意識に呼吸をしています。

無意識の呼吸とは、生理学的には延髄で反射的に行われている反射呼吸です。呼吸のしくみを生理学的に説明すると、二つの動きから成り立っています。

第一は肋骨の上げ下げ、第二は横隔膜の収縮と弛緩です。この二つの動きが肺のガス交換を可能にし、血液の循環を促して酸素が体内に取り入れられ、二酸化炭素を排出しています。

こうした一連の動きは、呼吸筋と呼ばれる筋肉の動きによって行われています。そして、この呼吸筋への指令は大脳からではなく肺の内部にある神経の反射によって延髄に伝達されています。

つまり、呼吸は大脳とは無関係に、先天的に与えられた反射能力なのです。

このようにいうと、呼吸はあたかも自律神経の支配下にあり、自分の意志によってコントロールすることができないようですが、そうではないことは皆さんもよくご存じの通りです。呼吸は、私たちが意識することによって深くもなり、浅くもなるように、呼吸筋は、解剖学的には運動神経の支配下にもあります。

これは言い換えれば、**意識して正しい呼吸をすることによって、無意識呼吸を意識呼吸に変え、自律神経やホルモンのバランスを正すことができるということにもなります。**

普段の呼吸は自律神経がコントロールしていて、無意識で行われているわけですが、交感神経と副交感神経のバランスが崩れると、呼吸も浅くなったり乱れたりして体にさまざまな変調が現われます。

現代人は自律神経失調症の人が多いと言われていますが、その原因のほとんどが仕事や人間関係による緊張とストレスと不満です。そうしたストレスによって交感神経が常に優位に置かれるため、副交感神経の働きが押さえられてしまい、結果としてバランスを崩してしまうのです。

自律神経は二四時間休みなく働いているうえ、呼吸の調節はもちろん、心臓、血圧、血液循環、胃、腸、肝臓、腎臓、十二指腸など、自分の意志の力で動かせない臓器のすべてをコントロールしています。

ですから、現代病と呼ばれる潰瘍や、腎臓・肝臓の不調、高血圧、冷え性、頭痛などが増えているのは、現代人の自律神経のバランスがいかに乱れているかをよく示していると言えるでしょう。

私たち現代人はどうしてもストレスの多い環境にいるのですから、意識して副交感神経を活性化させるような生活を心掛ける必要があります。

副交感神経は、リラックスしているときや嬉しいとき、希望に満ちているときにスムーズに働いてくれる神経ですから、副交感神経の働きを促すためには、吐く息を長くしてゆっくりした呼吸をすることと、リラックスしてプラスの思いを持つことがポイントになります。

そうした面から見ても、**呼吸に意識を向け、ゆっくりとした呼吸をしながらプラスイメージを描く「原式呼吸法」は、副交感神経の働きを高め自律神経のバランスを取るのに適したメソッドと言えるのです。**

◆深い呼吸が潜在意識の奥底からのインスピレーションを導く

私たちは普通一分間に一四~一八回の呼吸を行っていますが、「原式呼吸法」を体得すると、日常生活の呼吸数も一分間に七~八回ぐらいにまで減少します。これは一回一回の呼吸が、通常の倍近い深さの呼吸になったということです。

呼吸が深くなると、人間の脳波に変化が生まれることが脳波の研究でわかっています。一般的に日常生活を送っているときの人の脳波はβ波（ベータ波）と呼ばれるものなのですが、**呼吸が深くなり、リラックスが進むと脳波は自然とα波（アルファ波）になっていきます。**

さらにゆっくりした深い呼吸の状態や深い瞑想状態ではθ波（シータ波）が出ると言われています。

脳波と精神状態には密接な関係があります。α波は、瞑想状態や心身がリラックスしているときに現われます。また、なにかに集中してインスピレーションを受けるときや、素晴らしいアイディアが閃いたときなども、α波が出ていることが認められています。

このような現象から推測して、α波とは、心が安定しているとき、喜びを感じているとき、充実感のあるときなどに現われる脳波といえるでしょう。

これを言い換えると、α波が盛んに出れば、心は安定し、私たちの潜在意識が働きやすい状態になるということでもあります。

私たちの心は一〇パーセントの表面意識と九〇パーセントの潜在意識から形成されているというのですが、**この潜在意識の奥底に「真我」と呼ばれる部分があります。**

この真我こそ、私たちの心の真髄であり、宇宙意識（宇宙を支配している法則であり、すべてのエネルギーの源）そのものと直結している部分なのです。

この真我こそが、私たちの真の幸せや人生の目標を教えてくれる英知の源なのです。

真我には、ありとあらゆる英知が詰まっています。それこそ森羅万象、すべての生物を生かすあらゆる英知がインプットされています。

ですから、この宇宙意識と直結している真我からのインスピレーションを得ることで、私たちが幸せになれる方法も、悩みの解決方法も、今生での使命さえも、すべての答えを得ることができるのです。

α波が出ている状態で私たちが閃きやインスピレーションを受け取ることができるのは、実はこの真我からのインスピレーションを受け取ることができるということなのです。

ストレスを抱えて生活している現代人の多くは、私たちの潜在意識の奥深くにある真我という宇宙意識と直結した存在を忘れ、わずかな表面意識だけでものを考えて行動する傾向にあります。

その結果、欲望を膨らませるだけ膨らませて、いつまで経っても満たされない不満感にさいなまれてしまうのです。せっかくこの世に生を受けたのに、自分がなんのために生まれてきたのかも、なにをすべきなのかも知らずに人生が終わったのでは、真の幸せをつかむことができないのではないでしょうか。

私が提唱する「原式呼吸法」は、心をプラスの思いで満たし、本当の自分を見つけ、真の理想や希望を知り、さらにこの世での自分の役割がわかっていくメソッドなのです。

◆私が健康な体になれたきっかけはヨーガとの出会い

私が「原式呼吸法」を皆様にお勧めしたいのは、私自身が、このメソッドにより健康を取り戻し、私が真に求めていた人生を送れるようになったからなのです。

私は今でこそ人よりも忙しいスケジュールをこなしながら、健康な毎日を送っています。しかし、幼い頃は体が弱く、成長してても、ある時期まではいろいろな持病に悩まされる生活を送ってきました。

私が健康な体になれたきっかけは、ヨーガとの出会いによるものでした。そして、このヨーガが「原式呼吸法」への第一歩でもありました。

当時、音楽大学の学生だった私は、便秘、低血圧、胃下垂、腰痛、神経痛、生理痛、アレルギー、強度の近視、腎臓機能の低下による体のむくみなどに日夜悩まされ、いくら睡眠や休養をとっても、常に体の不調を感じていました。病院へも行きましたが、歯の治療に使う程度の麻酔やレントゲンでさえ副作用が出るような体でしたので、病気を治そうと思っても手だてがないという悲惨な状況でした。

大学を卒業してからも、なんとかピアノの演奏家として社会に出たものの、あまりの体調の悪さから、自分の人生そのものまでむなしく感じるようになっていたのです。


そんな私の人生に希望の光を投げかけてくれたのが、あるヨーガの本の教えの中にあった「原因と結果の法則」でした。

つまり、今ある姿（結果）には、必ず過去に原因があるという宇宙の法則です。今、私の体がこんなに弱いのも過去に原因があり、その結果が現われているにすぎないのだと私は気づきました。

それからは健康体になることを決意し、今までなぜ自分の体調が悪かったのか、その原因を一つひとつ調べていきました。

自分がこれまで歩んできた人生を振り返ると、確かにあらゆる病気を抱え込むだけの原因が見えてきました。

両親が共働きで家にいることが少なかったため、幼い頃の私の食生活は乱れていました。父も母も毎日帰りが遅く、夕食は妹と二人で食べることがほとんどでした。それも、両親が置いていったお金で好きなものを買って食べていたのです。

子供ですから、栄養などなにも考えず、お菓子を夕食代わりにということも少なくありませんでした。

ですから、体が悪くなったのは当然の結果だったのです。肉類と甘いもの中心の食生活が、私の腸や腎臓に負担をかけていたのです。

また、運動不足やいろいろな精神的ストレスのために、体中がコッており、特に右脇のコリはかなりひどいものでした。そのため、右脇周辺の筋肉が萎縮してしまい、右側の骨盤が上がり、さらに腰椎も右側に湾曲していました。

私の腰椎のゆがみは、脊椎にまで影響しており、それが神経を圧迫し、腰痛、神経痛、生理痛の原因となっていたのです。

低血圧は、腸と腎臓の働きが低下していたために、血液の循環が悪くなり、その結果、心臓に負担がかかっていたのが原因でした。

こうしたさまざまな不調の原因を探り出し、食生活の間違い、体のゆがみ、そして日頃の思いを正す方法を実践したところ、私の体は日に日に回復していきました。

◆自分の「思い」が体の不調を生み出している

努力のかいあって、人並みの生活ができるまで回復しましたが、どうしても良くならない症状が二つ残りました。

強度のアトピー性皮膚炎と近眼です。私は子供の頃から近眼で、二〇歳を過ぎた頃には視力が〇・〇一くらいにまで落ち、メガネやコンタクトレンズが手放せない生活をしていました。

ほかの病気がすべて良くなったのに、近眼とアトピー性皮膚炎だけがなぜ治らないのか、私が行きついた結論は心の問題でした。

体の不調の原因は心にある、そうヒントを与えてくださったのは、私が人生の師と仰ぐ、精神世界の指導者・高橋信次先生でした。

私たち人間の体は、自律神経の交感神経と副交感神経がバランスよく働いて、健康な状態を保っています。自律神経は「感情神経」とも呼ばれていて、心の動きから大きな影響を受けることがわかっています。

高橋先生によると、生まれてから現在に至るまでのマイナスの思いが、長い間心に蓄積されると、自律神経が狂わされるというのです。私はその言葉を、すぐには呑み込むことができませんでした。

なぜなら、私は自分自身をけっこう暢気で外向的な性格だと思っていたからです。病気に苦しんではいましたが、嫌なこともすぐに忘れるたちで、自分のことを暗いとは少しも思っていませんでした。

ところが、先生に言われて胸に手を当てて考えてみると、今までは自覚していなかったものの、心の中でいつも体の不調に対する不満の感情を押し殺していたことに気がついたのです。こうした日々のマイナスの思いの積み重ねが、私の自律神経を狂わせていたのです。

意識しないところで習い性となっていた、自分自身のマイナスの思いに気づかなかったのは、「思い」の持つエネルギーの大きさを知らず、「自分が常になにを思っているのか」ということに注意を向けていなかったためでした。

本当の原因に気づき、心の浄化に取り組むと、あれほど頑固だったアトピー性皮膚炎と近視も徐々に良くなっていきました。今では、私はアトピー性皮膚炎に悩まされることもなくなり、コンタクトレンズやメガネも必要なくなっています。

◆心は放っておくとマイナスへ行きたがる

私たちの心は一〇パーセントの表面意識と、九〇パーセントの潜在意識から成り立っています。潜在意識は心の大部分を占めているにも関わらず、私たちは日常わずかな表面意識だけを働かせて生活しています。

この表面意識とは、日常生活をしていくうえで、必要な行動を決めたり、計算したりする意識です。**本来表面意識は、潜在意識の影響を受けて行動を起こすものなので、潜在意識の中にどんな思いがあるかで、その人の行動が決まっていきます。**潜在意識の中にどんな思いが詰まっているのか、気づかないことが多くあるのです。

しかし、意識して心の中をチェックしてみると、自分でも驚くほど多くの否定的な思いが次々と浮かんできます。怒《いか》り、妬《ねた》み、恨《うら》み、謗《そし》り、愚痴《ぐち》、諦《あきら》め……。

もちろん、希望、感謝、理想、喜び、愛、調和といったプラスの思いも心の中にあります。

しかし困ったことに、**私たちの心は常に意識していないと、消極的なほうへ、消極的なほうへとなびいていく傾向があるのです。**

試しに、最近起こったニュースで記憶している事件をいくつか思い出してください。恐らくほとんどの方が暗い事件を思い浮かべたのではないでしょうか。これは明るいニュースよりも暗いニュースのほうが、私たちの心に強いインパクトを与えているからです。

このように外界からの反応を無意識に受け止めていると、否定的なことばかりに心を奪われて、そのマイナスの思いをいつまでも引きずってしまうことになります。

◆思い方の癖が人生を決めている

自分でも意識していないだけで、マイナスの思いは予想以上に私たちの心の中に蓄積されているものです。

というのも、人にはそれぞれ思い方の癖があるからです。この思い方の癖を、仏教では「業《ごう》」または「カルマ」と呼んでいます。

プラス方向に思う癖なら問題はありませんが、**マイナス方向に思う癖がついてしまっていると、自分でも意識しないところで自ら不運を引き込むことになってしまいます。**

よく「あの人は業が深い」という言い方をすることがありますが、これは日頃の思いが否定的な思いの連続であるために、マイナスの事柄を引きつけてしまうような人のことを指しているのです。

たとえば、仕事で目が回るほど忙しい一日を過ごしたとします。ある人は、「自分のような者に今日もたくさんの仕事をさせてもらえてありがたい」とプラスにとらえ充実感を味わいます。

でも、マイナスに思う癖がついてしまっている人は、「ああ、忙しかった。なんで次から次と仕事が来るんだろう。疲れてクタクタだ」と、心を不満というマイナスの思いで満たしてしまいます。

同じ現象でも、プラスにとらえるかマイナスにとらえるかで、結果はまったく正反対のものとなります。**なんでもプラスに受け取る方は、はつらつとした笑顔で次々と願いを叶え、充実して安らぎに満ちた人生を送り、マイナスに受け取った方は、暗く疲れ切った表情で不平と不満に満ちた人生を送ることになるからです。**

私たちが日頃から否定的な思いを持って生活しているのか、または、肯定的な思いを持って生活しているのかということは、単に気持ちの持ちようということだけではありません。

人間の脳はちょうどコンピュータと同じような学習機能を持っていて、長年の癖がインプットされてしまうのです。重要なのは、否定的な思い方に慣らされた脳の回路をいったん遮断して、プラスの回路へつなぐ努力をするということです。

ビジネスを例にとれば、仕事の辛い面のほうばかりでなく、喜びややりがいといった肯定的な面のほうに焦点を合わせ、そのために積極的に努力できるように心を向けていくということです。

こうした心の動きを知ると、人はみな実にさまざまな思い方の癖を持っていることがわかります。何があっても「大丈夫、大丈夫」と思う方、少しでもトラブルが起きそうな状況になると「困った、困った」と不安で心が支配されてしまう方…。

さて、あなたはどのような思い方の傾向性を持っているでしょうか。一人でいるとき、なにを考えているか、どんな思い方をしているか、ぜひご自分をチェックしてみてください。

◆「思い」は心と体、運命をも左右する

「あなたは日頃どんなことを思っていますか」と聞かれて、すぐに返答できる人はあまりいらっしゃらないでしょう。いつも自分がどんなことを思いながら過ごしているのかということは、意外に自覚していないものです。

でも、このあまり意識していない「思い」というものには、実は私たちの心や体、

運命をも左右するほどのエネルギーが秘められています。

その証拠に私たちは、何か楽しいことがあれば、心も体もうきうきしてきますし、反対に悩み事があると心は沈みがちになり、それにつれて体の調子も悪くなってしまいます。

こうした心や体の変化は、すべてこの「思いのエネルギー」が引き起こしているのです。

意識はしていなくても、私たちは朝起きてから寝るまで、常になにかを思いながら生活しています。そして、**それらの「思い」は、大きなことから小さなことまで、すべて心の中に記録され、トータルとして最も強く思ったことが、現実となってその人の人生に現れてくるのです。**

私たちの心や体を左右する「思い」には、積極的で明るいプラスの思いと、消極的で暗いマイナスの思い、そのどちらにも入らない思いがあります。私たちの「思い」は、感情の反応のままに任せておくと、マイナスへマイナスへと流れていってしまう傾向にあります。

ですから、自分の中から自然に湧いてくる「思い」にもっと関心を向け、物事を積極的、肯定的に受け取る努力をしていくこと。**私がプラス思考をお勧めするのは、人々の「思い」が各人の健康や人生を左右するからです。**

◆イメージする力は人間だけが持つ最高の贈り物

「思い」が実現するということは、心からの願いは、いつか必ず実現するということです。

私はこのことを、自分自身の体験や、理想・希望を実現した多くの方々の人生を目の当たりにして確信することができました。そして、その効果的なメソッドとして、「原式呼吸法」を紹介いたします。

イメージする力というのは、神様が人間だけにお与えになった能力です。人間以外の動物や生物で、イメージする能力を備えているものはいないように思います。私は、**このイメージする力と、そして反省できる能力こそが、神様が人間にくださった最高**

の贈り物だと思っています。

私たち人間が生活しているこの空間を「三次元の世界」と呼びますが、「心」は違う次元に存在しています。しかしこの三次元で実現していることは、そのすべてが実現する以前に、各人の心の世界（＝異次元）で思ったり、感じたり、想像したことなのです。

これは心の法則なのです。その人が常日頃心の中でなにを思い、どう感じるかによってその人の運命は、良いほうにも悪いほうにも展開していくのです。

自分の心の中でなにを思おうが自由だと、好き勝手なことを思っている方もいらっしゃると思いますが、今自分が直面している現実は、実は自分の「思い」がつくり上げているものだということを認識していただきたいのです。

つまり、あなたが一瞬一瞬思ったり感じたり考えたことが、あなたの人生を時々刻々と形づくっているのです。

◆呼吸は肉体と精神と魂を一体化させる

私の提唱する「原式呼吸法」は、呼吸法とイメージ力を組み合わせることによって、瞑想を修得していない方でも安全に瞑想状態と同じ脳波（＝α波）を引き出し、潜在意識のインスピレーションを受けられるようになるメソッドです。

そして、**この呼吸法はこれまで説明してきたようにとても優れた健康法なのです。**

私たち人間は肉体だけの存在ではありません。肉体と精神と魂が一体になった存在です。ところがいざ健康法となると、多くの人は肉体の健康面のことばかりに注意が向きがちで、とくに食事面に注意を払う方が多いようです。

確かに食事は、食べたものが血となり肉となるのですから、肉体に顕著な影響を与えています。**でも、どんなに食事に気をつけ良いものを食べても、呼吸が浅いとせっかくの食物も完全燃焼されず、食品が持つ本来のエネルギーを充分に取り込むことは**

できないのです。

石炭を考えてみてください。どんなに良質の石炭をくべても、酸素が不足していれば完全燃焼させることができません。食事もまったく同じなのです。

脳が活動するときに大量の酸素が消費されるのはよく知られています。また、ダイエットに有酸素運動がいいといわれるのも、脂肪を燃焼させるのに大量の酸素が必要とされているからです。このような意味でも呼吸というのは、肉体を維持するエネルギー燃焼に必要不可欠なものです。

呼吸は誰もが毎日行っていることです。特別に費用がかかることでもありません。そのため、あまりにも身近すぎて健康との関係が忘れられがちですが、その大切さを再認識して、健康法としてこの機会にぜひ体得していただきたいと思います。

肉体と精神と魂、この人間をかたち作る三つの要素すべてに働きかけることができ、しかも私たちが自分の意志でコントロールできるのが、「呼吸」なのです。

第1章

肺を強化する「原式呼吸法」を始めよう

STEP1 コリをほぐして心身をリラックスさせるためのストレッチ

原式呼吸法の詳しい実践方法を説明する前に、全身のストレッチと原式呼吸法の基本となる「丹田呼吸法」を紹介しましょう。

ストレスの多い生活をしていると、気づかないうちに体のいろいろな部分にコリが溜まってきます。コリは放っておくとどんどん溜まっていきますので、できるだけ早いうちに解消するようにしましょう。

コリの主な原因は精神的なストレスです。ですからコリをほぐす一番効果的な方法は、心身をリラックスさせることです。でも、本当の意味でリラックスするのはかなりむずかしいものです。

心の面からのアプローチだけでは、精神的な緊張をほぐそうとしてもなかなかできません。しかしストレッチを通して体のコリを解消していくと、早くリラックスすることができます。お風呂に入ったときに気持ちがいいと感じるのも、体を温めることによって筋肉がほぐれ、リラックスするからです。

ここでは体のコリを解消するのに有効なストレッチ法をご紹介します。原式呼吸法を行う前に、このストレッチを取り入れると体のコリが取れ、α波が出やすくなるので、ぜひお試しください。

実習❶『手のストレッチ』

①指を反らす

これは指を、手の甲の側へ反らすストレッチです。左右どちらの手からしてもかまいませんが、親指から一本ずつ、息を吐きながらゆっくり行ってください。各々の指が終わったら、全部の指を同時に反らせます。これを両手とも行ってください。

指にはそれぞれツボがあり、そのツボは経絡という気の通り道によって、体の各部分と深いつながりを持っています。体で特に気になる部分のある方は、その箇所に対応する指を念入りにストレッチするといいでしょう。

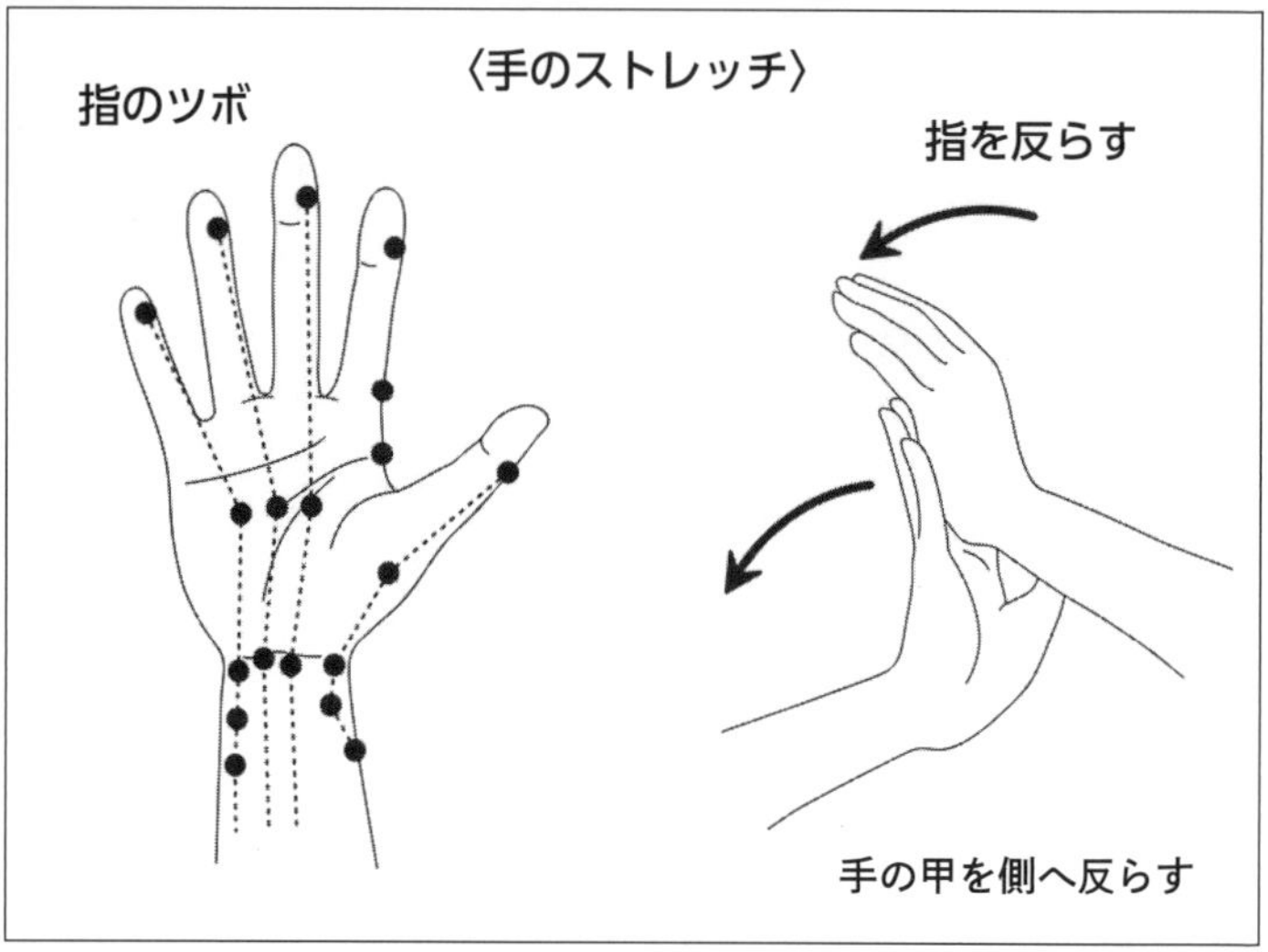

●肺や気管など呼吸器系が弱い人↓**親指**
●便秘や下痢をしやすい大腸が弱い人↓**人差し指**
●心臓、血液など循環器系の弱い人↓**中指**
●エネルギー代謝の悪い人↓**薬指**
●小腸、心臓系統に問題のある人↓**小指**

反らす目安として、気持ちのいいと感じる範囲で行ってください。

関節が硬くてあまり曲がらない人は無理をせず、お風呂など体が柔らかくなっているときに繰り返し行うようにしてください。

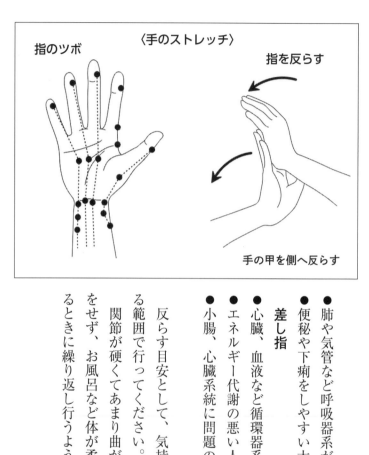

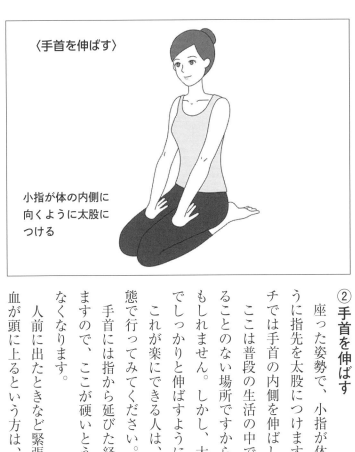

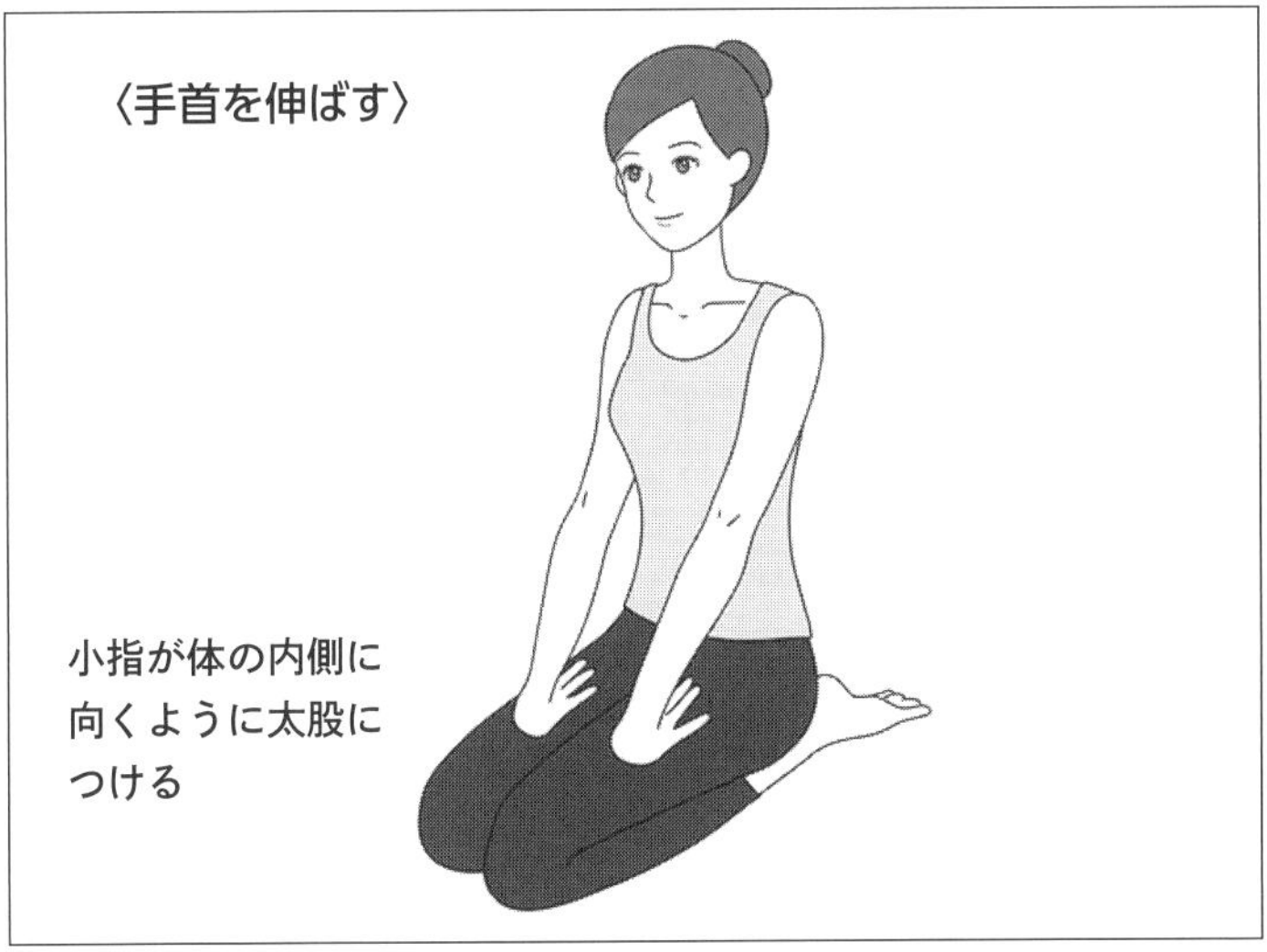
〈手首を伸ばす〉
小指が体の内側に
向くように太股に
つける

②手首を伸ばす

座った姿勢で、小指が体の内側に向くように指先を太股につけます。このストレッチでは手首の内側を伸ばします。

ここは普段の生活の中ではほとんど伸びることのない場所ですから、最初は痛いかもしれません。しかし、大切な場所ですのでしっかりと伸ばすようにしてください。

これが楽にできる人は、肘を伸ばした状態で行ってみてください。

手首には指から延びた経絡が集まっていますので、ここが硬いとうまく気が循環しなくなります。

人前に出たときなど緊張するとカーッと血が頭に上るという方は、手足のストレッチをして末端の血行をスムーズにすると、短時間で落ち着くことができます。
これは頭に上った血がおりて、全身に回ることによってのぼせが取れるからです。

実習❷『腕のストレッチ』

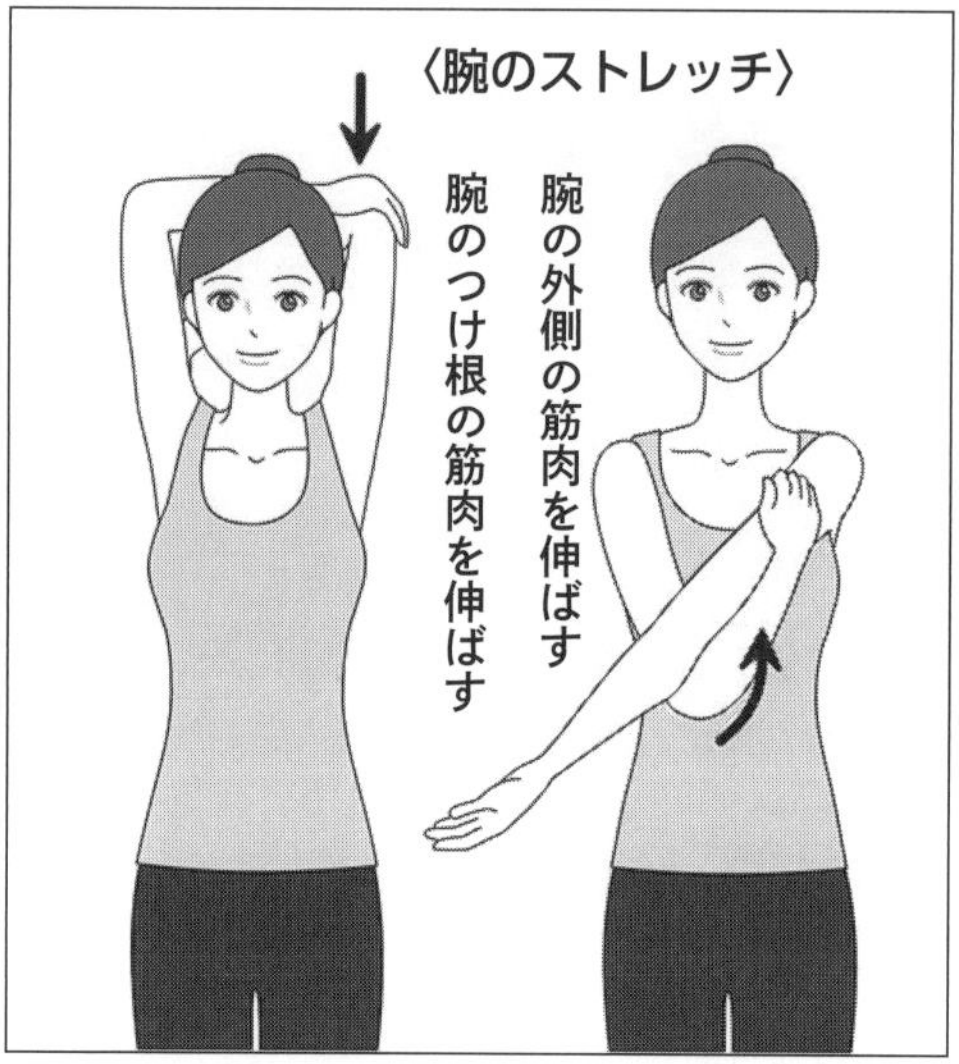

①肘《ひじ》を伸ばす

左腕をまっすぐ前に伸ばし、右腕で左肘を挟むようにして、左腕を胸に押しつけるように右腕を手前に引き、左腕の外側の筋肉を伸ばします。

この状態で伸ばしている腕のほうを軽く上下に動かします。これを両腕とも行います。

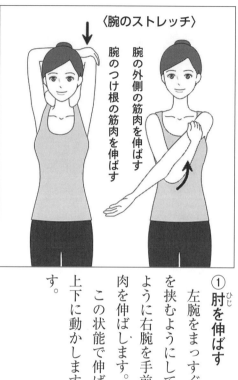

②肘を曲げて上腕筋を伸ばす

左腕を左肩越しに曲げ、指先を背中に当てます。次に右手を曲げた左肘に当て、上から下へ押し、左腕のつけ根の筋肉を伸ばします。

左右腕を代え、両腕とも行ってください。腕を下から背中に回し、右手で曲げた左肘をつかみ、上に強く押し上げます。これも腕を代えて充分にストレッチします。

これができましたら、右手を下から背中に回し、背中で手を結びます。

できない方はハンカチなどを使って、背中でハンカチを引っ張るようにします。これも上になる腕を代えて両方行ってください。

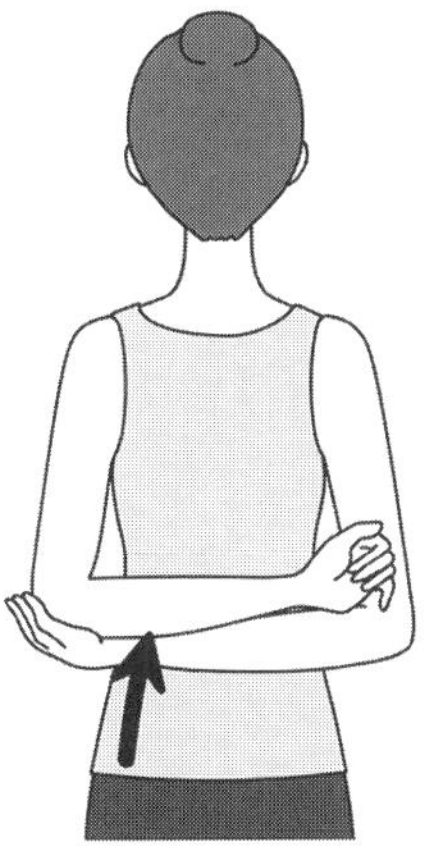

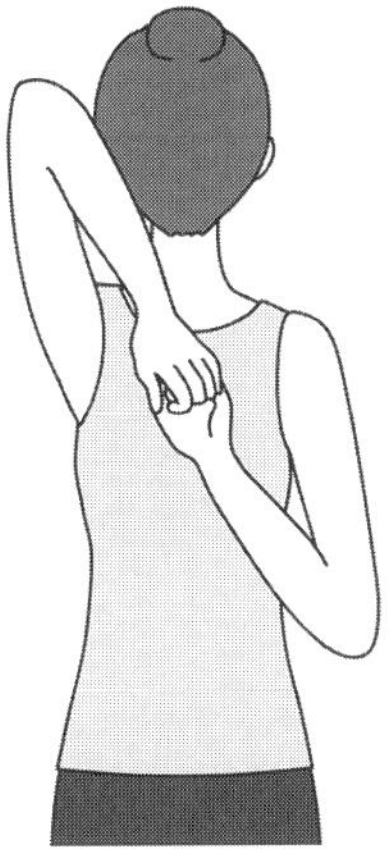

実習❸『首のストレッチ』

①横に倒す

頸椎は七つの椎骨が数珠つなぎになっています。成人の頭の重さは約五キログラムといわれていますが、それを細い首だけで支えているのですから、かなりの負担がかかっています。ですから、目、髪、耳、頭痛など首から上のトラブルの多くは、頸椎のゆがみからくる場合も少なくありません。

頸椎のゆがみを治すには頸椎自体を動かすよりも、実は周りにある筋肉のコリをほぐすほうが有効で安全です。

なぜなら、骨自体を動かすのはむずかしいうえ、特に、頸椎には神経の束が通っていますので素人療法は危険です。それに、骨には本来正しい位置に戻ろうとする働きがあるので、周りの筋肉がほぐれれば、自然に本来の位置に戻りやすくなるからです。

息を吸って、吐きながら首を真横にゆっくりと倒します。

このときに首の筋肉がリラックスして伸びていくとイメージしてください。充分伸びたら、息を吸いながらゆっくり戻します。

これを左右三回ずつ行ってください。筋肉は息を吐くとゆるみますので、動作は必ず吐く息で行ってください。

②左右にねじる

息を吸い、吐きながら左側に思いっきりねじります。そして息を吸いながらゆっくりと戻します。これを左右三回ずつ行ってください。

左右で差がある場合は、抵抗の大きかったほうがコッているということですから、そのぶん念入りにしてください。左右の差は、頸椎をゆがませる原因となりますので、左右のバランスが取れるように行ってください。

③回す

息を吸い、吐く息に合わせてゆっくりと左に三回、回します。（次ページ上段）

早く回すと筋肉が緊張し、リラックスしませんので、必ず息を吐きながらゆっくり回すようにしてください。

〈首のストレッチ〉

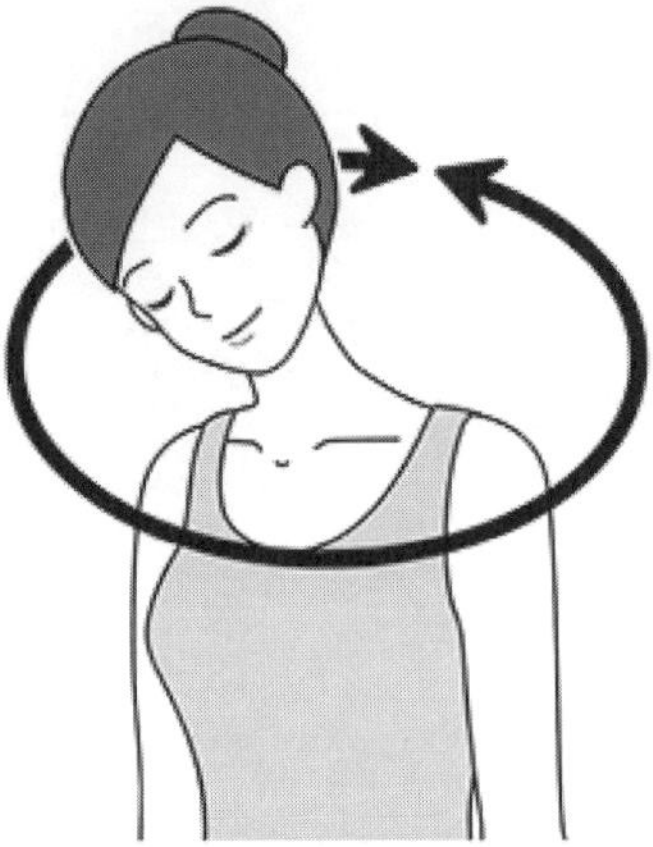

息を吐きながら左に3回、右に3回
ゆっくり回す

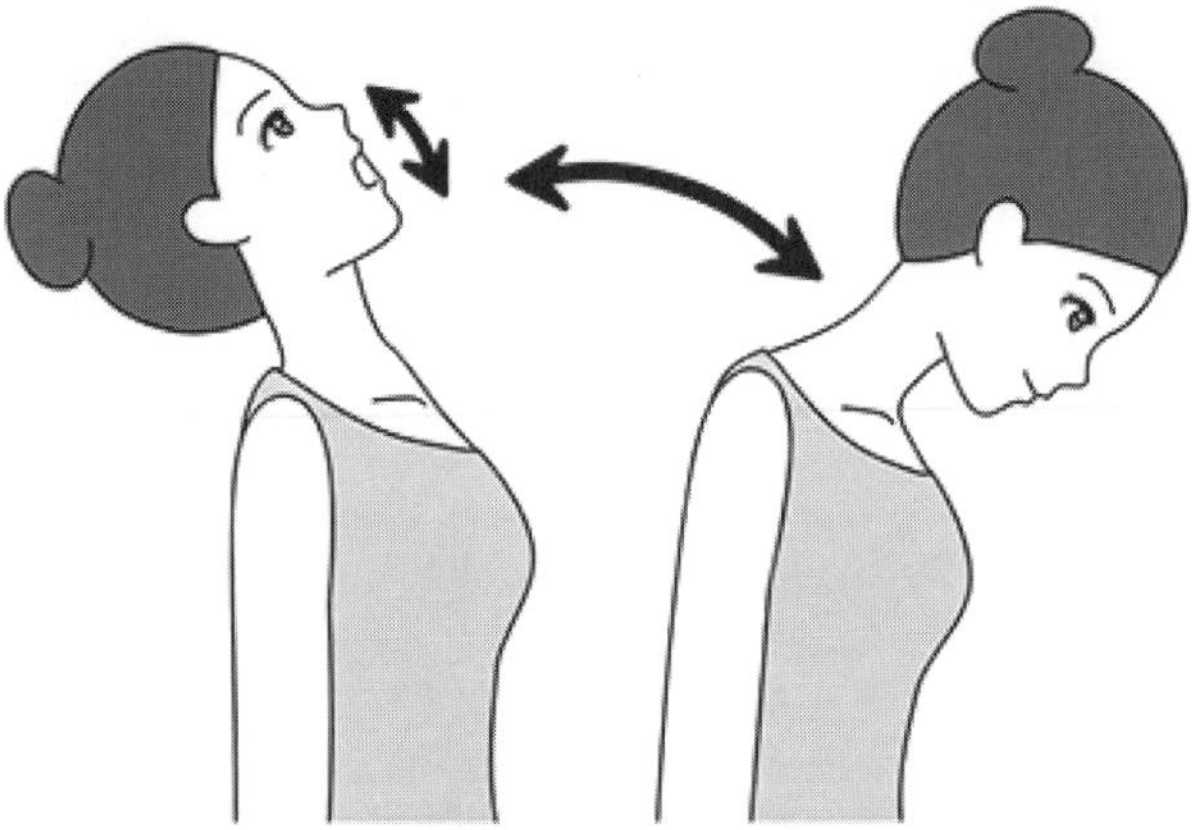

首を真後ろに倒したままで、
口を開け閉めする

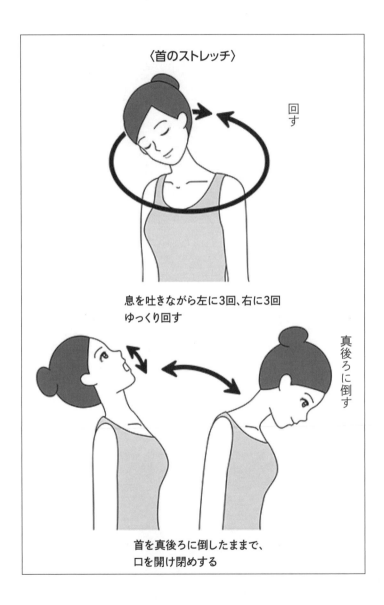

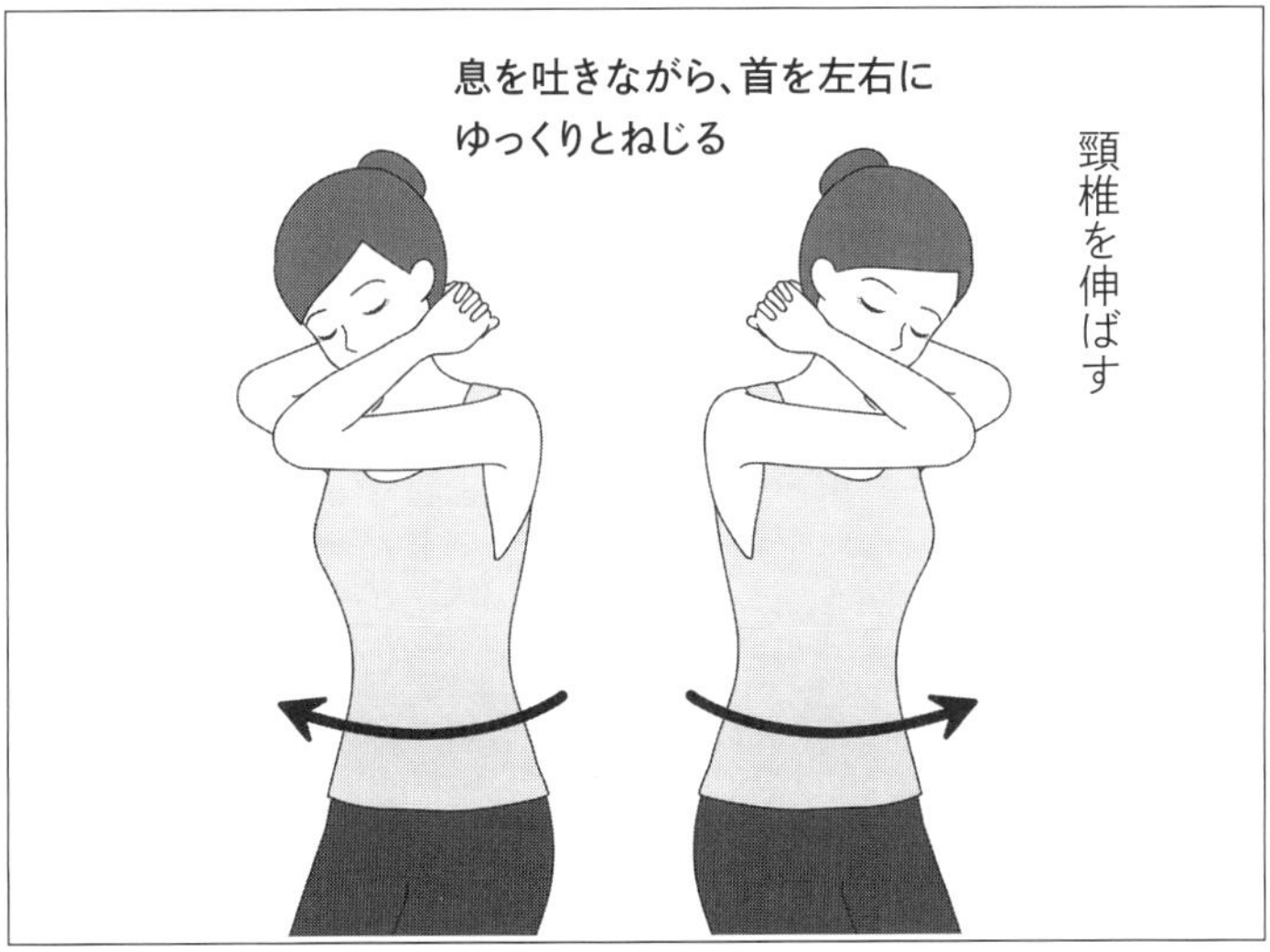
息を吐きながら、首を左右に
ゆっくりとねじる
頸椎を伸ばす

④真後ろに倒す

首を真後ろに倒し、そのままの位置で口を開け閉めします。（前ページ下段）首を真後ろに倒すと、甲状腺が刺激され、チロキシンという血液浄化作用を持つホルモンの分泌が促されます。疲労回復や眠気予防に効果があるストレッチです。

⑤頸椎を伸ばす

息を吸い、後頭部で両手を組み、両肘を顔の正面に向かって締めます。そのまま息を吐きながら、ゆっくりと頭を前方に倒します。次に、できるだけ顎《あご》を胸に近づけながら、首を左右にゆっくりとねじります。

椎骨と椎骨の間には椎間板というクッションの役目を果たす組織があります。この椎間板が長い間の負担で潰れると、頸椎を走る神経を圧迫し、体にさまざまなトラブルを起こす原因となります。

このストレッチでは、自分の両腕の力で首を牽引し、椎骨の間を伸ばします。一日一回はこのストレッチを行い、頸椎を伸ばすように心がけてください。

実習❹『肩のストレッチ』

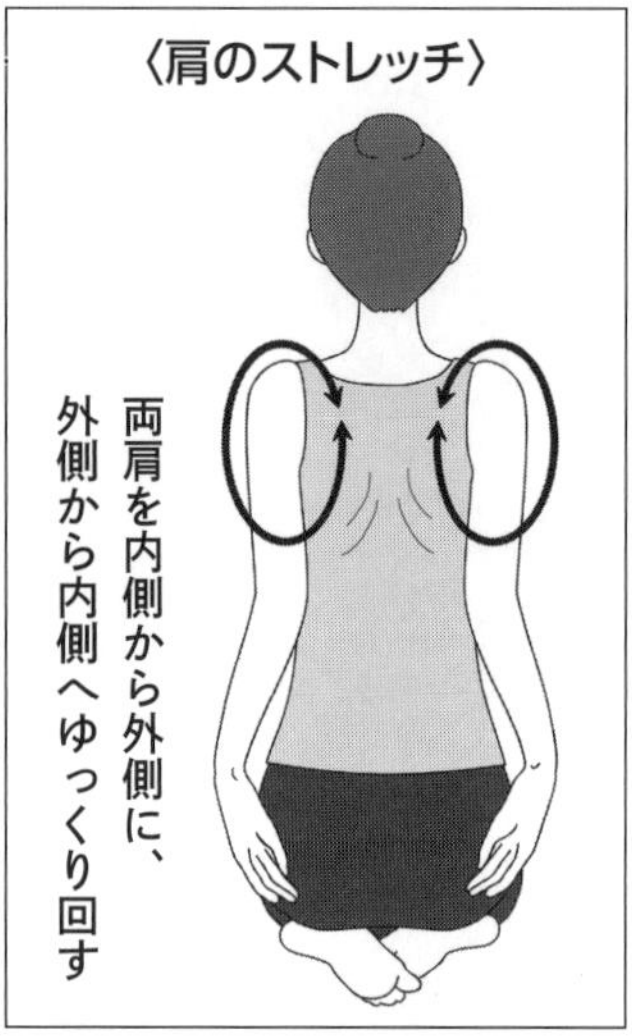
〈肩のストレッチ〉
両肩を内側から外側に、
外側から内側へゆっくり回す

①回す

両肩を内側から外側にゆっくりと回します。次に外側から内側へゆっくりと回します。

このとき注意してほしいのは、腕に力を入れず、あくまでも肩だけを回すようにすることです。

肩がコッていると首のつけ根ばかりをもんだりしますが、実際には肩胛骨の内側にもコリは溜まっています。

ですから、肩を回してそのコリをほぐすことが肩コリの根本治療につながります。

実習❺『腰のストレッチ』

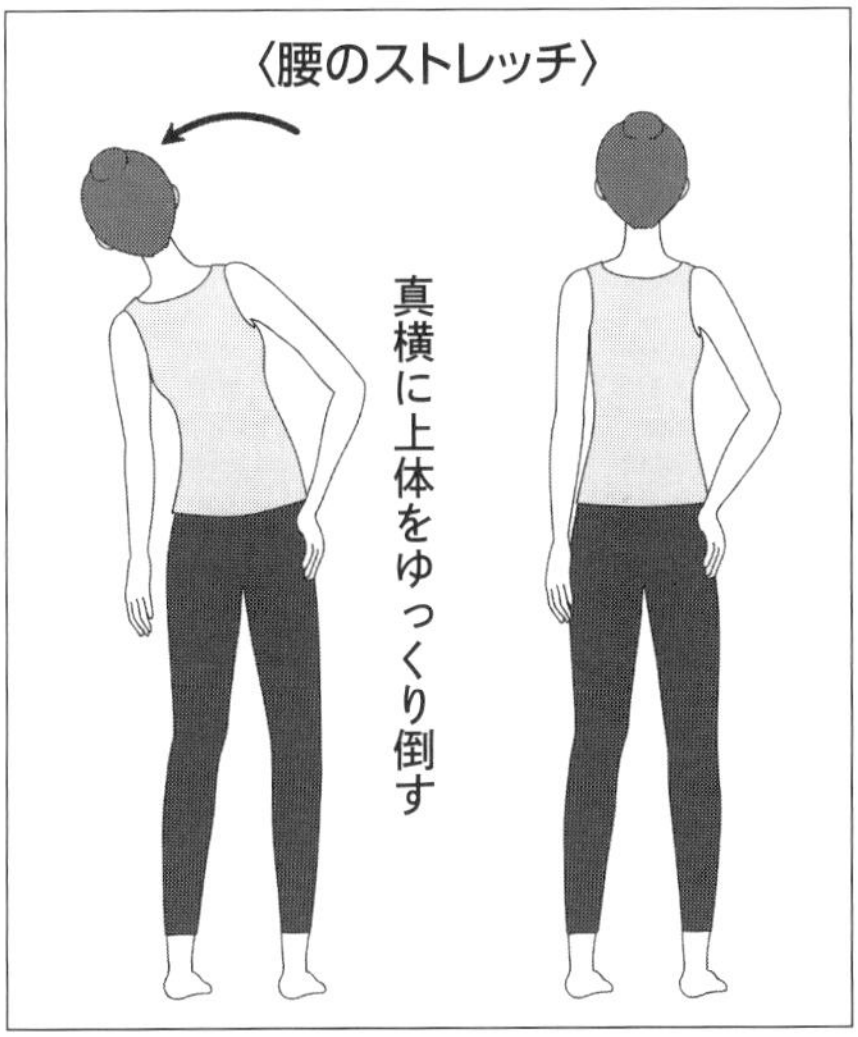

①真横に倒す

腰のストレッチは立って行います。

足を肩幅に開き、右手を腰に当てたまま左手を真下に伸ばします。

次に、手を伸ばしている側のほうに真横に上体をゆっくりと倒します。足の内側と手を腰に当てている側の脇腹の筋肉が伸びるのが感じられるくらいまで倒します。

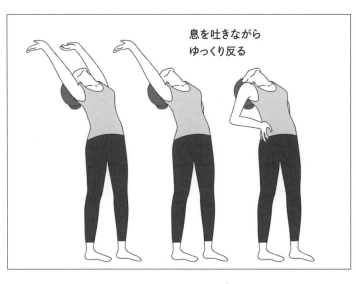

充分に伸ばしたら、ゆっくりと上体を戻します。手を代えて反対側にも倒します。

これも左右で差があると思いますので、倒しにくい側を余分にしてください。

②反る

人間の体は、背骨を前かがみにすると交感神経が活性化し、反対に背骨を反らせると副交感神経が活性化するようになっています。ですから、リラックスしたいときは、意識的に体を反らせるようにするといいでしょう。

足を肩幅に開き、両手を腰に当てて息を吸い、吐きながらゆっくり反ります。

腰痛のある方は反りにくいと思いますが、

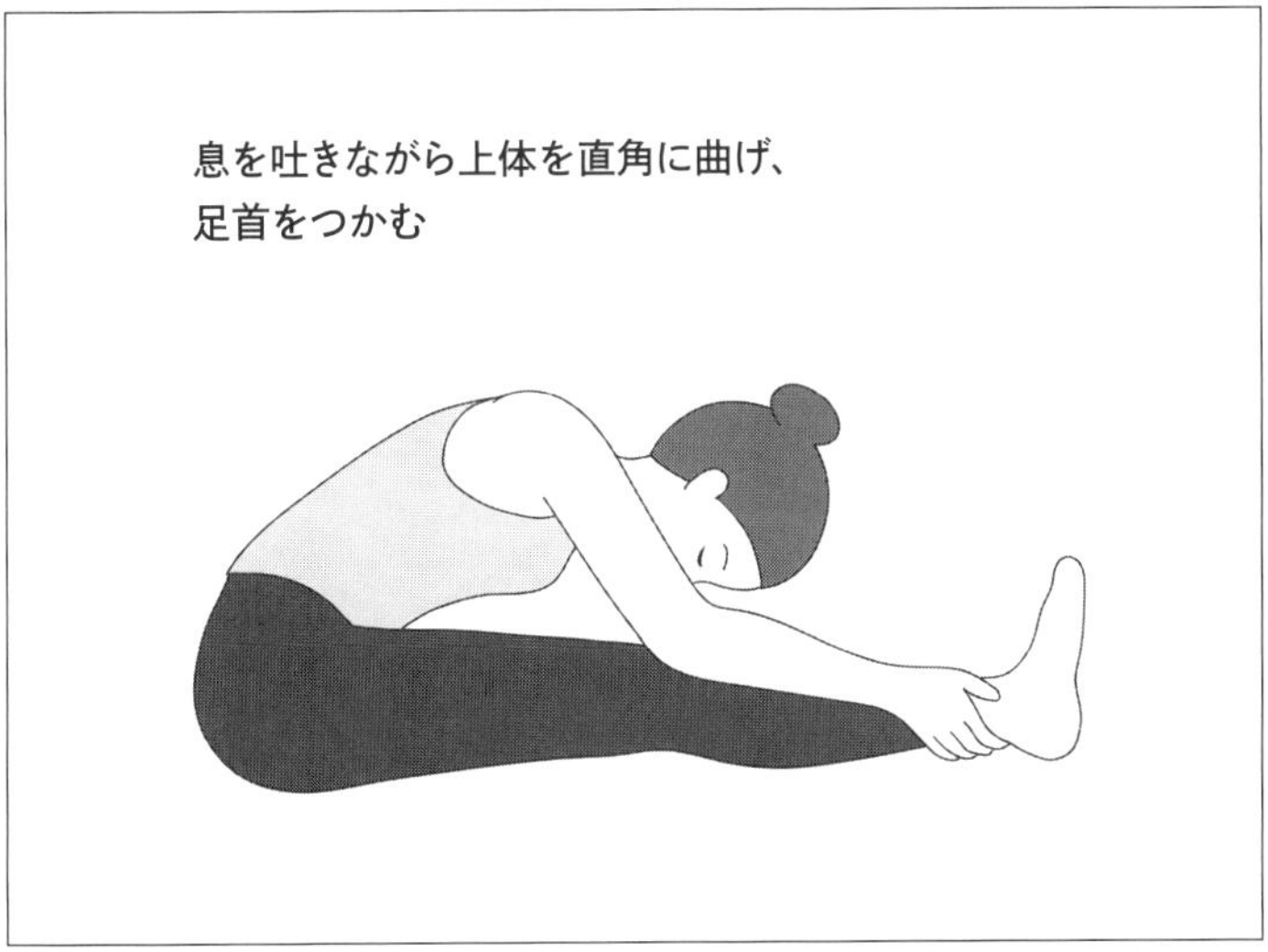
息を吐きながら上体を直角に曲げ、
足首をつかむ

放っておくと余計に硬くなりますので、できるところまでで結構ですから、ゆっくりと行うようにしてください。

次は、片手を上にあげて同じように反ります。手を代えてもう一度反り、最後は両手をあげて反らせます。

③前に倒し、脚の裏側を伸ばす

足をそろえて立ち、息を吐きながら上体を前に直角に曲げ、足首をつかみます。このとき額《ひたい》を膝にできるだけつけるようにしてください。

起きあがるときには、急がずゆっくりと頭が最後になるようにして上体を起こしてください。

上体を倒して右にねじり、左手で足首をつかむ。反対側も同様に

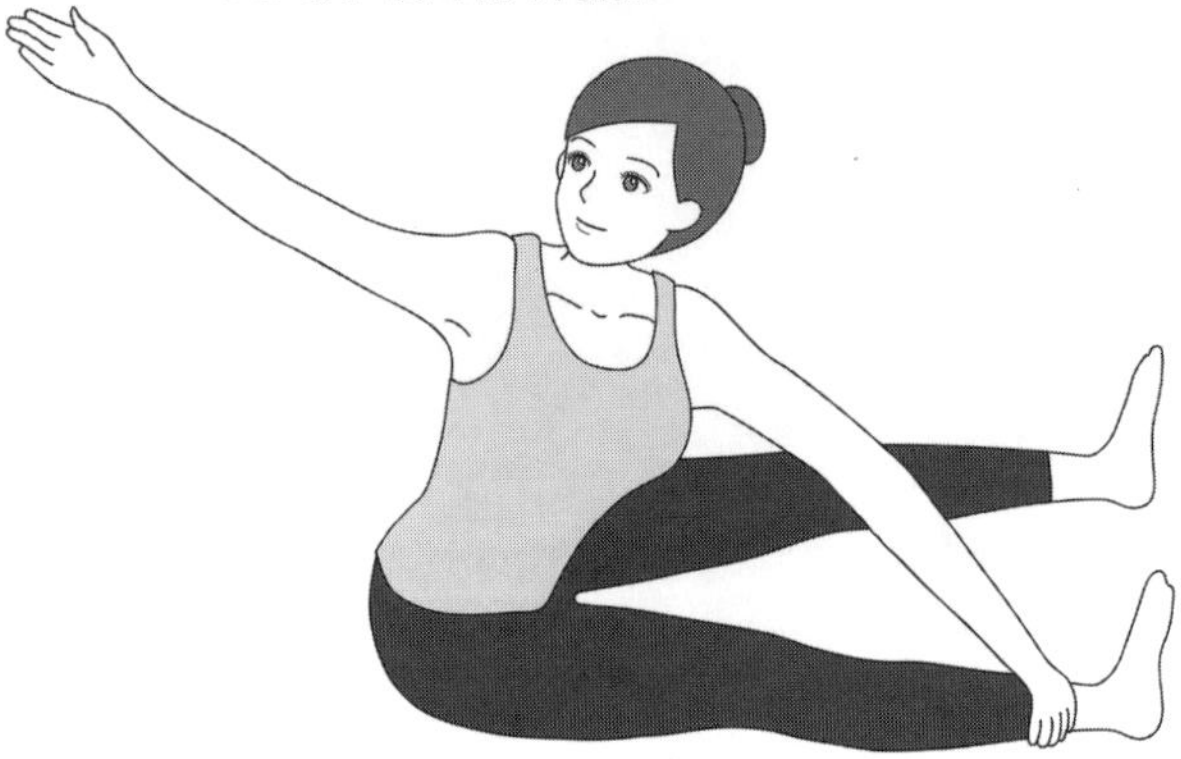

これによって脚の裏側の筋肉が伸びます。

ここには腎臓や膀胱などに関係する泌尿器系の経絡が走っていますので、冷え性や膀胱炎になりやすい方には、特にお勧めです。

④前に倒し、脚の内側を伸ばす

足を肩幅に開き、両手を水平に真横に伸ばします。そのまま上体を倒し、上体を右にねじり、左手で右足首をつかみます。

そのとき右手は手のひらを外側に向けて頭上にあげます。

顔は頭上に伸ばした手の指先を見るようにします。同じ要領で反対側も行ってください。

このストレッチは体をねじりますので、

脚の裏側だけでなく内側の筋肉も同時に伸ばすことができます。
脚の内側には肝系の経絡が走っていますから、二日酔いのときにも有効です。

STEP2 「丹田呼吸法」で肺を強化しよう

「丹田呼吸法」❶『丹田の位置』

原式呼吸法は、毎回息を吐くときに丹田を引きますが、最初からそれができる人はほとんどいません。ですから、きちんと引けるようになるまでは、手を当てて丹田の動きを確認しながら行ってください。

そのためにも、最初に丹田の位置を確認することが大切です。

丹田はおヘソから約九～一五センチ下がった所にあります。

それでは、正しい丹田の位置を知る方法をお教えしましょう。

まず、左手の指をそろえて親指がおヘソの位置にくるようにしてお腹に当てます。右手は左手の小指の真下に親指がくるようにして当てます。その右手の位置がちょうど丹田に当たります。

丹田というのは、一つの点ではなく、今、手を当てている周辺のことを示します。だいたい膀胱のあたりです。呼吸法をするときは、今の丹田の位置に両手を当てて行いますので、自分の正しい丹田の位置をしっかり覚えてください。

普通の人は呼吸といえば、肺でするものと思っていますが、息を吐くときに毎回丹田を引き、息を吸ったときにふくらませるのが、深い呼吸ができる丹田呼吸法です。結果として肺が強化されるのです。

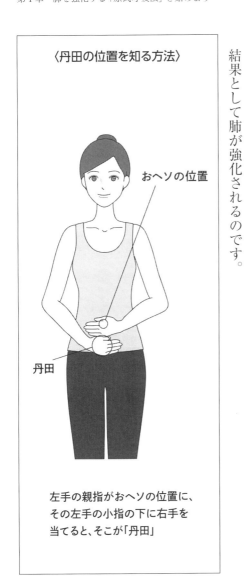

〈丹田の位置を知る方法〉

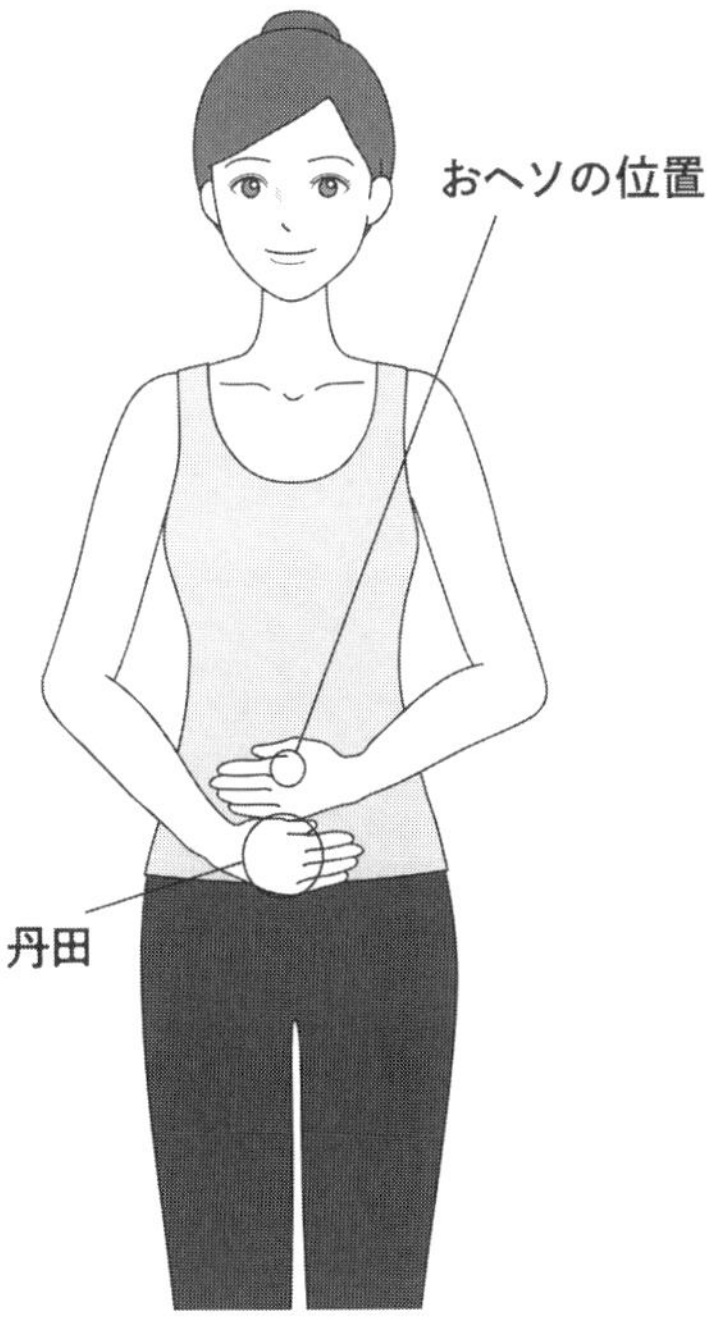

左手の親指がおヘソの位置に、
その左手の小指の下に右手を
当てると、そこが「丹田」

「丹田呼吸法」❷『姿勢』

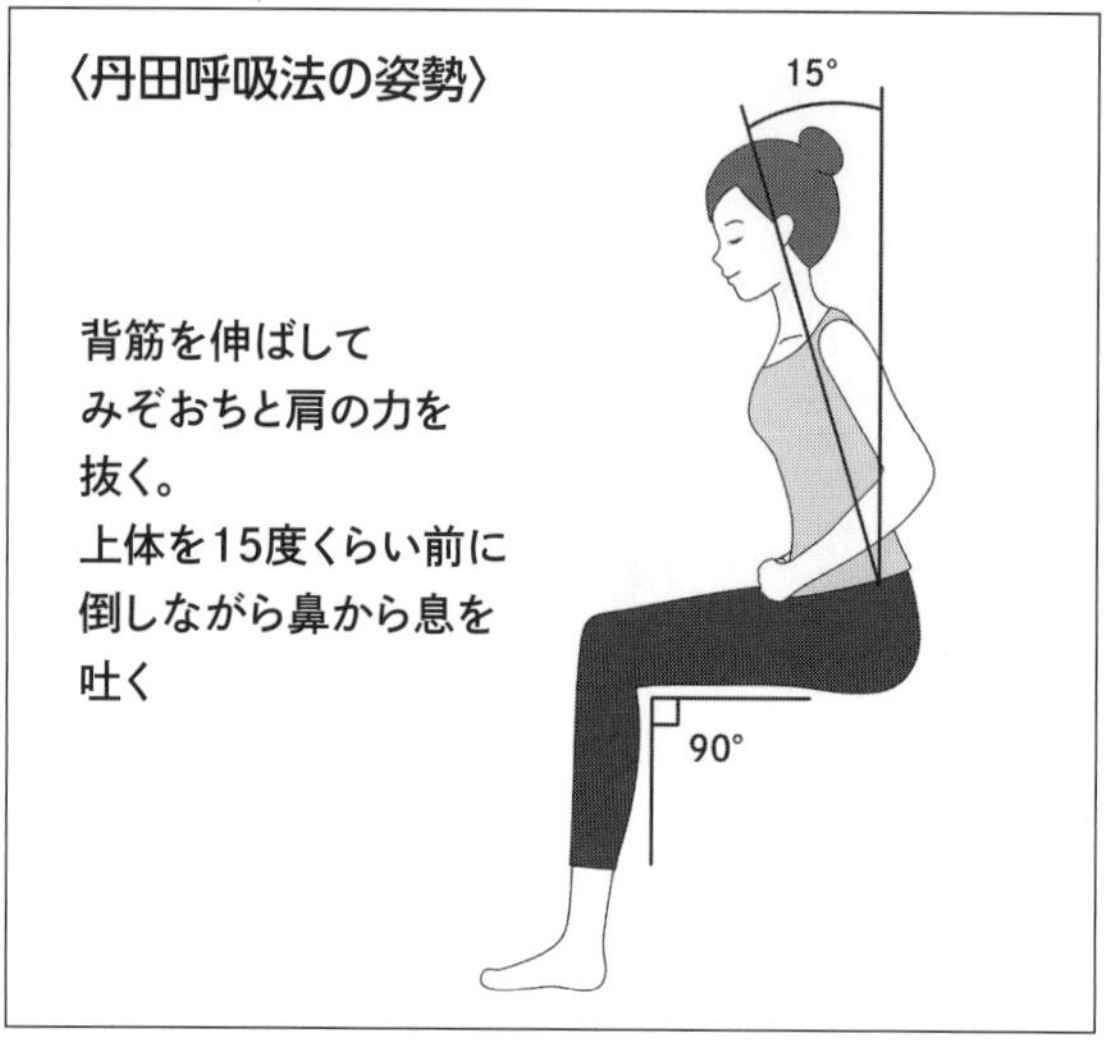
〈丹田呼吸法の姿勢〉
15°
背筋を伸ばして
みぞおちと肩の力を
抜く。
上体を15度くらい前に
倒しながら鼻から息を
吐く
90°

呼吸法をするときの基本の姿勢は、背筋を伸ばしてみぞおちと肩の力を抜くことです。

またこの呼吸法は、お腹をきつく締めているとうまくいきませんので、ベルトのきつい方はゆるめ、スカートのきつい方はホックをはずしてから行うようにしてください。

まず、上体を十五度位前方に倒しながら鼻から息を吐きます。次に十五度ぐらい前かがみになった状態で両ひざをつけ、一瞬ヒップを締めます。

そして両ひざとヒップの力を抜きます。すると自然に息が入ってきます。その後すぐに上体をもとの姿勢にもどします。このとき、肩とみぞおちに力が入っていないことを確認してください。

息を吸うときは、特に息を吸おうと意識をする必要はありません。背筋を伸ばし、お腹をゆるめるだけで、空気は自然に入ってきます。逆に、深呼吸のように吸うことを意識してしまうと、交感神経が高まってしまい、体が緊張して何十回も続けることはできません。

しかし吐くことに意識を集中するこの呼吸法は、副交感神経の働きを高め、深いリラックスに導きますので、何百回でも続けることができます。

はじめのうちは丹田を引こうとするあまり、肩に力が入ってしまう人がいますが、最初は誰でも引けないものですから無理をしないでください。それよりも肩の力を抜くことのほうが大切です。ですから、体に力が入っていると感じたら、背筋を伸ばしたときに必ず力を抜くようにしてください。

丹田をきちんと引けるようになるまでには、かなり個人差があります。早い方は一カ月ぐらいで引けるようになりますが、遅い方は半年から一年ぐらいかかります。

それでも練習さえしていれば、必ず誰でも引けるようになりますので、焦らず続けるようにしてください。

「丹田呼吸法」❸『鼻を使った呼吸』

人間が息を吸うということは、空気中の酸素や窒素などの元素を吸うだけではありません。この宇宙空間には目には見えない「気」と呼ばれる生命力が満ちています。「気」をヨーガでは「プラーナ＝生命の源」と呼んでいます。

息を鼻から吸うと、鼻の奥でプラーナを体内に吸収してくれます。プラーナは口から吸うよりも、鼻から吸うほうが多く吸収できるといわれているのです。

講演会などで呼吸に関する質問を受けるときに意外と多いのが、「呼吸を鼻でするのか、口でしたほうがいいのか」というものです。

人間は体の構造上、呼吸は鼻でするようにできています。口は食べ物を取り入れたり、話したりするための器官であり、呼吸はあくまでも付属的な仕事です。

口で呼吸をする習慣が身についてしまうと、冷たい空気や乾燥した空気、さらに肺を痛めるゴミやほこり、有毒な物質などがストレートに肺に入ってしまいます。
ところが、鼻は吸い込んだ空気を温めたり、適度な湿り気を与えてくれます。また、吸った空気にゴミが混じっていれば、その流入を鼻毛でくい止めるなどの浄化作用も持っています。

ですから、呼吸は鼻で行ったほうが、体に負担がかかりません。

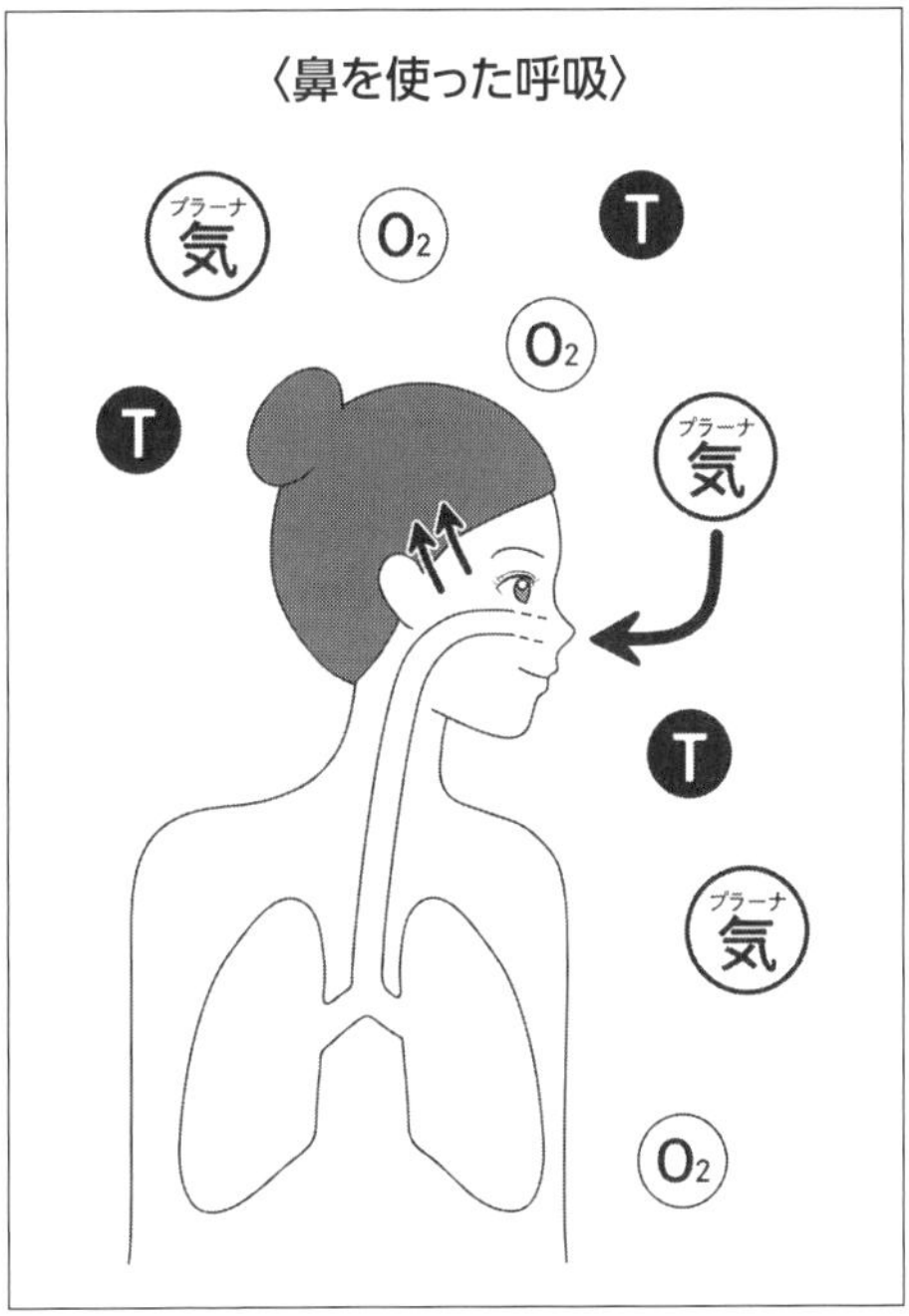

鼻の具合が悪くなると、急に記憶力が悪くなったり、疲れやすくなります。

これは、宇宙エネルギーであるプラーナの摂取量が低下するためと、肺に質の悪い空気が入ってくるためです。

よく口を大きく開けて呼吸をしているお子さんがいますが、そういう癖は早く直してあげましょう。鼻が詰まっているときは、口で呼吸をすることも止むを得ませんが、口で呼吸をする習慣がついてしまっている方は、鼻で呼吸をするよう心掛けてください。

「丹田呼吸法」❹『一日の目標（回数の目安）』

人は生きている以上、寝ているときも起きているときも絶えず呼吸をしています。それだけに、普段どのように呼吸をしているのか、意識している人はほとんどいません。

原式呼吸法で心身を健康にしたい、ストレスを解消したいと思う方は、一日に一〇〇回くらいは、肺を強化するためにきちんと丹田を意識した深い呼吸を行うようにしてください。

一〇〇回というと大変だなと思われるかもしれませんが、一度にする必要はありません。朝、目覚めたときに四〇回、お昼休みに三〇回、そして夜寝る前に三〇回と、分けてやっていただいてもかまいません。

もちろん、多くする分には、何回行っても副作用はありませんので、ご安心ください。

〈丹田呼吸法〉

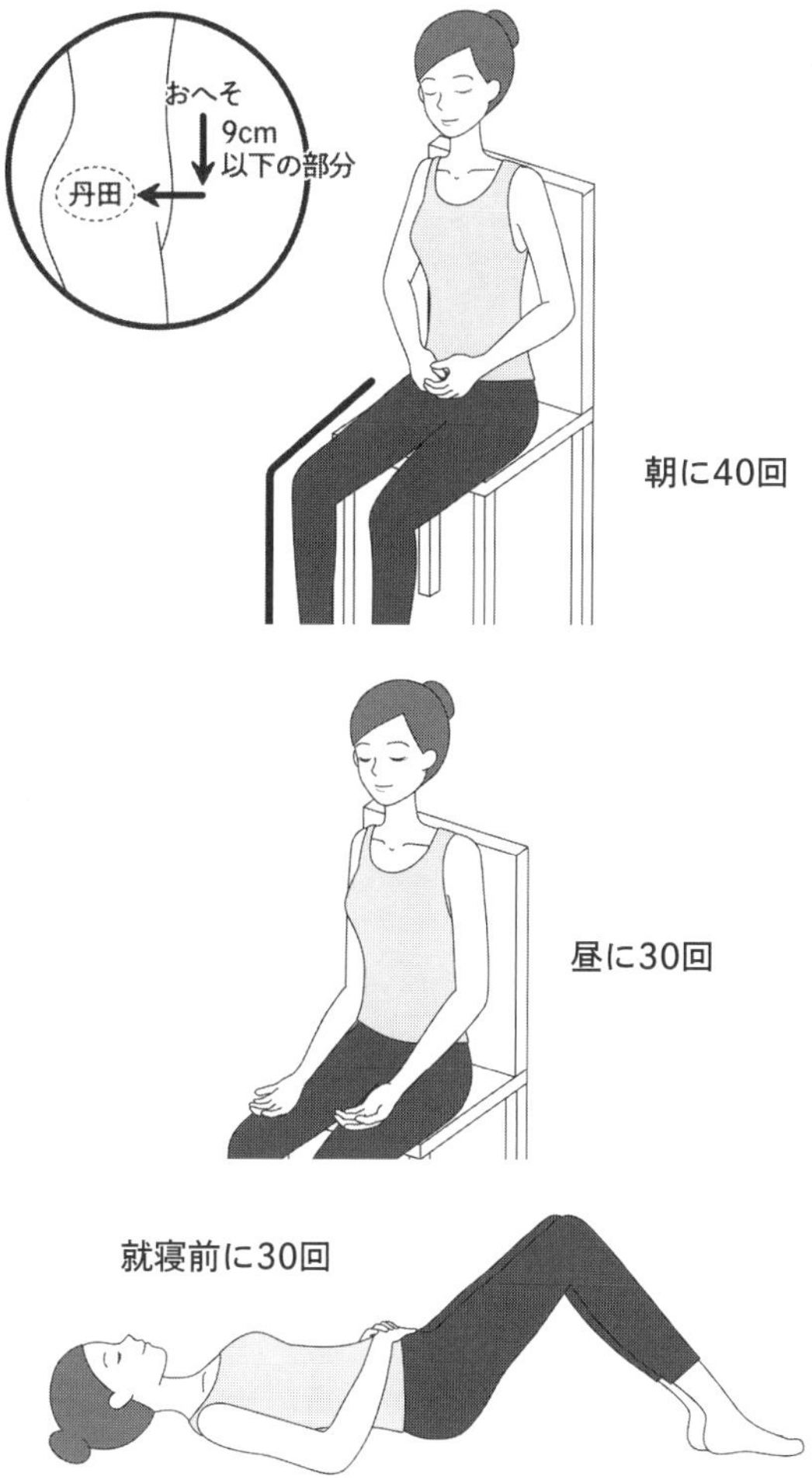

また、それまで浅い呼吸ばかりをなさっていた方は、吐く息が少なく、深い呼吸をすること自体がむずかしい場合があります。原式呼吸法では、特に意識して息を吸うことはしませんが、息は吐いた分は必ず自然に入ってきます。

しかし息の浅い方の場合、最初は呼気の時間が短いので、どうしても同時にイメージを描くことはむずかしくなってしまいます。

このようなときは、すぐに原式呼吸法をなさるより、基本の丹田呼吸法で深い呼吸をマスターしてからイメージを描くようにするといいでしょう。

深い呼吸を身につけるポイントは、吐く息に注意して、丹田が充分引けるようになるまで何回も繰り返し練習することです。

このことで肺が確実に強化されていくのです。

STEP3 『座位の呼吸法』ならイスに座ってどこでもできる

私が提唱する原式呼吸法には、目的別にさまざまな種類があり、次の三つの種類があります。

1 『座位の呼吸法』
2 『五体投地の呼吸法』
3 『寝ながらの呼吸法』

どれも鼻を使い、息を吐くときに丹田を引くということは変わらないのですが、それぞれに特徴がありますので、それぞれ身につけていれば生活の中のさまざまな場面で呼吸法を活用する助けとなります。

では、『座位の呼吸法』から順に説明しましょう。

『座位の呼吸法』を使った丹田呼吸法は、電車の中やオフィスなど、座っている場所

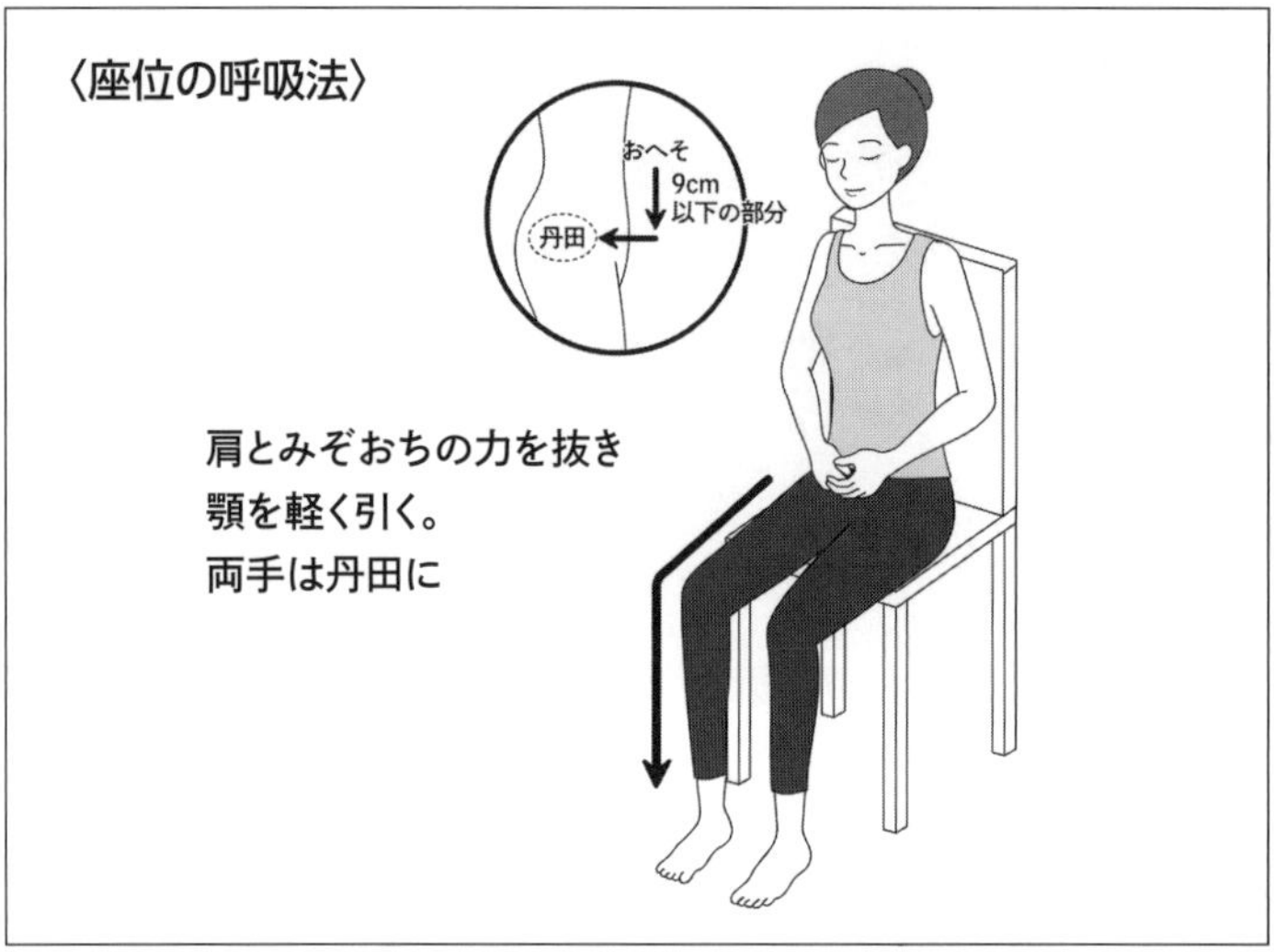
〈座位の呼吸法〉
おへそ
9cm
以下の部分
丹田
肩とみぞおちの力を抜き
顎を軽く引く。
両手は丹田に

ならどこででもできる応用範囲の広い呼吸法です。

①腰を伸ばして顎を引く

この座位の呼吸法で行う丹田呼吸法は、イスに腰掛けた状態で行います。

イスに座るときは、あまり深く腰掛けません。

ひざとひざの間はこぶし一つから一つ半くらいあけます。そして足はひざとの間より少し広めに、腰幅ぐらいに軽く開きます。

腰を伸ばして肩とみぞおちの力を抜き、顎を軽く引きます。

両手は丹田のところに当てます。

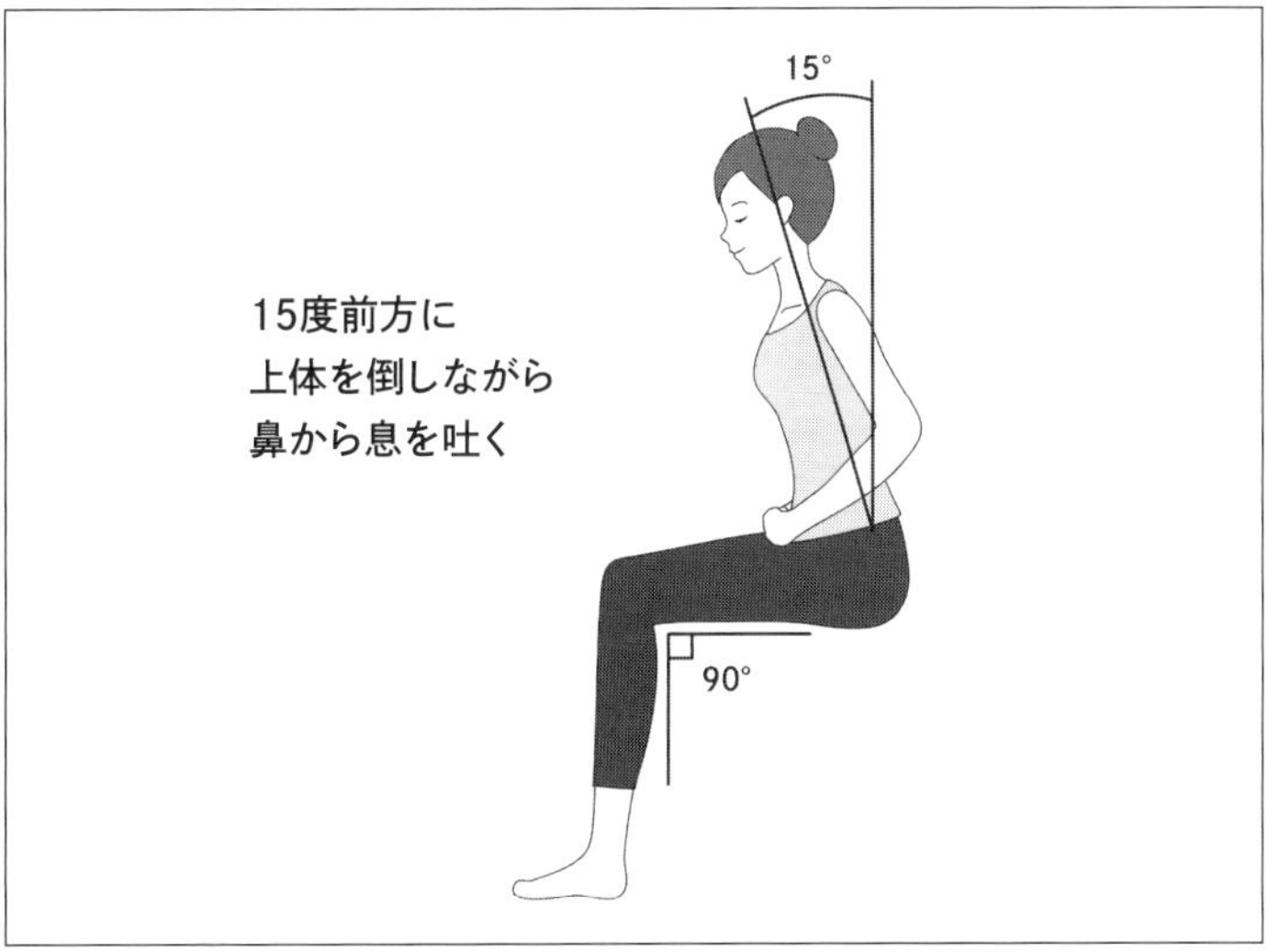
15°
15度前方に
上体を倒しながら
鼻から息を吐く
90°

②十五度前方に上体を倒しながら息を吐きます

まず軽く息を吸って、鼻から一気に吐きます。

次にひざを合わせてヒップを一瞬締めます。

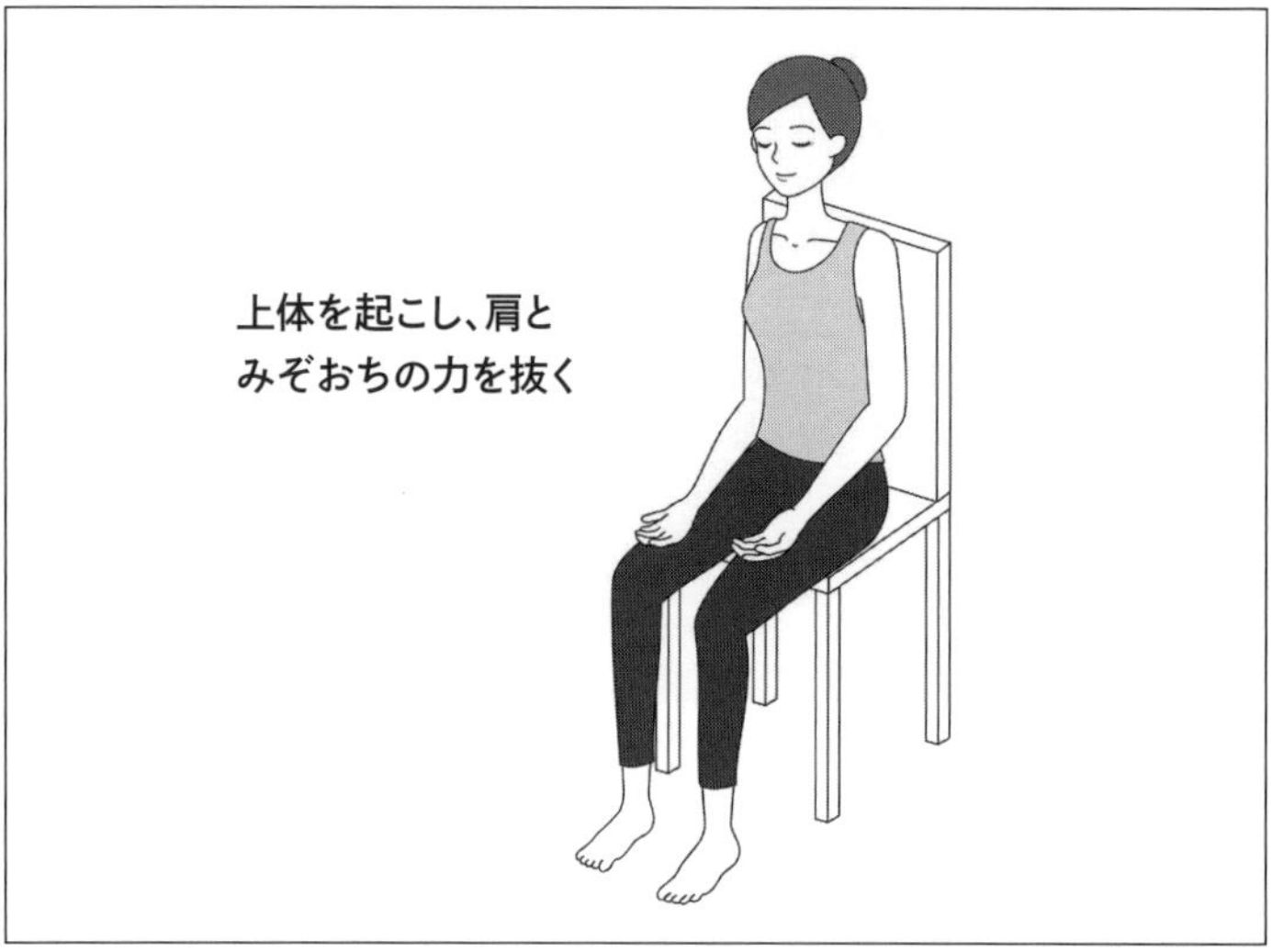

③ひざとヒップをゆるめて、体の力を抜きます。つぎに上体をすっと起こす。すると息が入ってきます

上体を起こした状態では息は入ったまましばらく止めます。

これで一呼吸が終わりです。これを繰り返して行います。

呼吸法は、いくら理屈で覚えても上達しません。何度も繰り返すことで体が覚えていくのです。繰り返し行って、ぜひ体得してください。

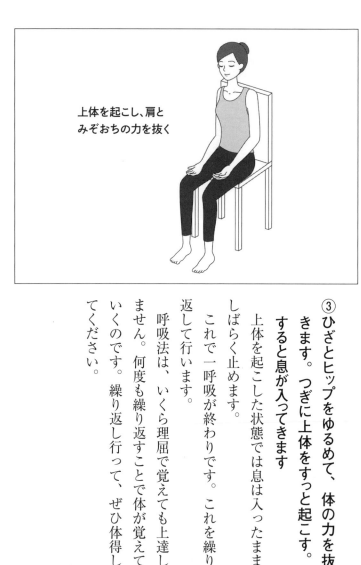

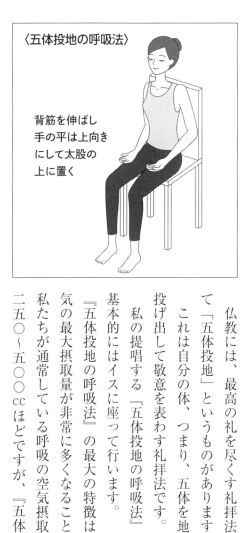

STEP4 『五体投地の呼吸法』で頭をクリアーにして気分転換ができる！

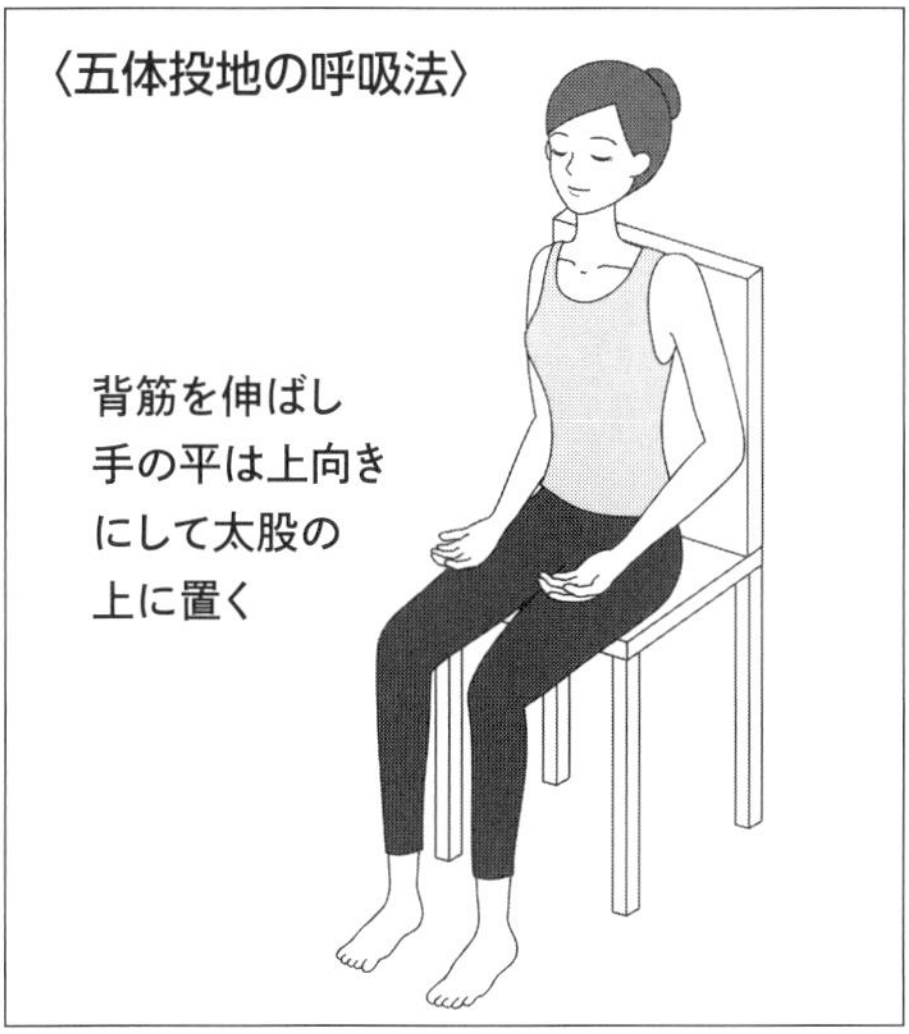

仏教には、最高の礼を尽くす礼拝法として「五体投地」というものがあります。これは自分の体、つまり、五体を地面に投げ出して敬意を表わす礼拝法です。

私の提唱する『五体投地の呼吸法』は、基本的にはイスに座って行います。

『五体投地の呼吸法』の最大の特徴は、空気の最大摂取量が非常に多くなることです。私たちが通常している呼吸の空気摂取量は二五〇〜五〇〇ccほどですが、『五体投地

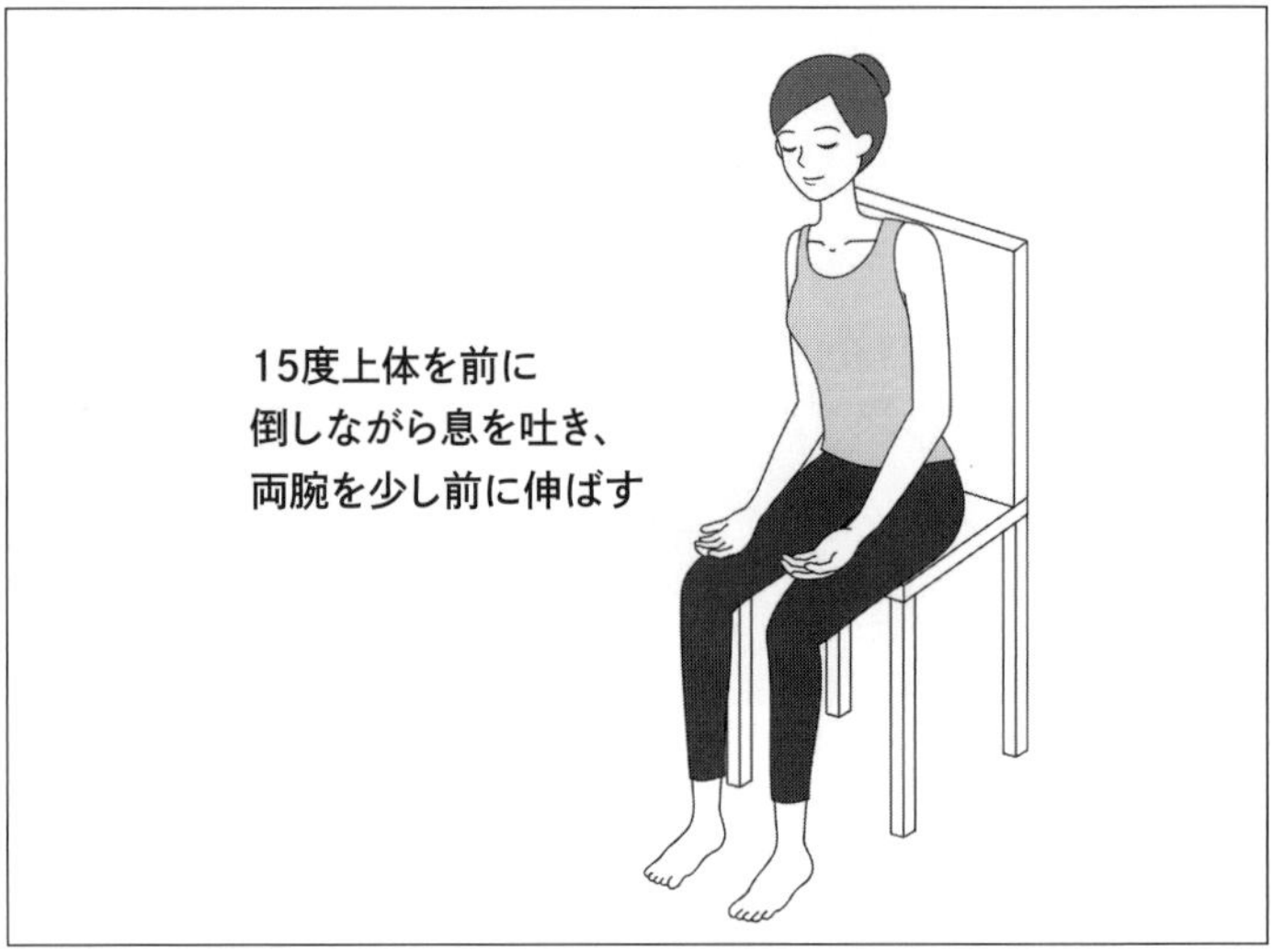
15度上体を前に
倒しながら息を吐き、
両腕を少し前に伸ばす

の呼吸法』では、二五〇〇cc以上の空気が自動的に入るようになります。

短時間に大量の空気を体に送り込むことができますので、眠気を取り、頭をハッキリさせたいときや気分転換をしたいときにも最適な呼吸法です。

この呼吸法は全身を使いますので、肺を強化し体を活性化させるには非常に効果の高い呼吸法です。

一日一〇〇回のうち三〇回くらいは、この呼吸法を練習することをお勧めします。

①背筋を伸ばして息を吸う

イスに座り、軽く目を閉じ、背筋を伸ばします。

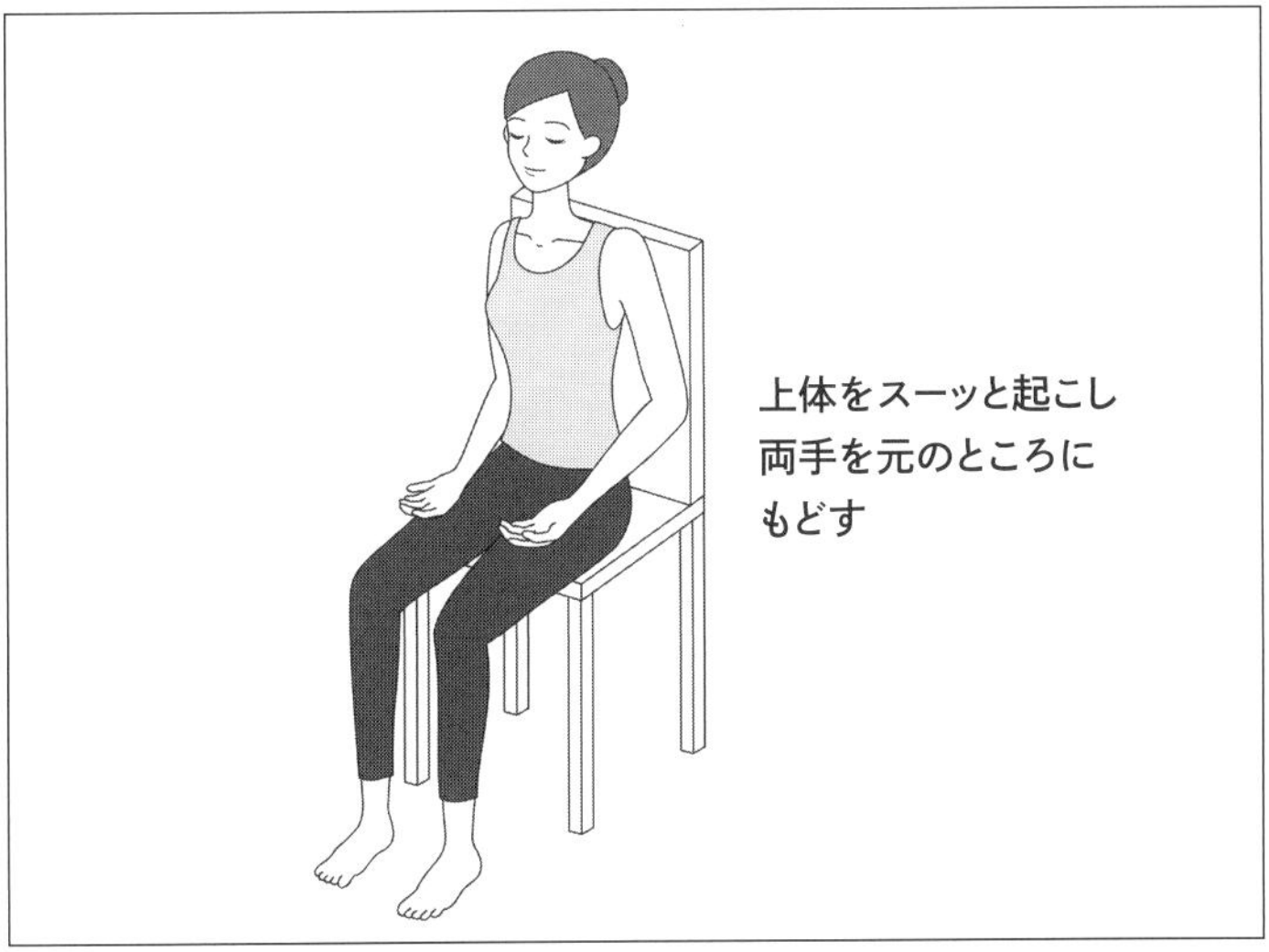

手の平を上にして両腕を軽く太股の上に置きます。

ここで息を軽く吸います。

②上体を十五度前方に倒しながら息を吐き、両手を少し前方に伸ばします

次に両ひざを合わせ、ヒップを一瞬締めて丹田を引きます。

③上体をスーッと起こし、両手を元のところにもどす

両ひざとヒップをゆるめ、息は入るにまかせます。

次に上体をスーッとおこし、それと同時に両手も元のところにもどします。

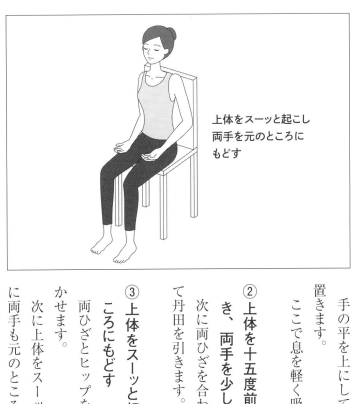

最後に胸を少し開きアゴを少し上げます。下肺、中肺、上肺、鎖骨にまで自然に大量の空気が入ってきます。

STEP5 『寝ながらの呼吸法』でだるさや疲労感がすぐ取れる！

最後に、寝たままできる便利な呼吸法をご紹介します。これは仰向けに寝て行いますので、目覚めたときや寝る前など、また、ご病気の方など幅広く活用していただける呼吸法です。

この『寝ながらの呼吸法』はとてもリラックスできますので、寝つきの悪い方、不眠症の方などには特にお勧めします。寝る前に布団の中で行うと、すぐに眠りにつくことができます。

また、病気で寝込んでいる方や、疲れてなにもする気がしないようなときでも、この呼吸法でしたら寝たままできるので、無理なくすることができます。

『寝ながらの呼吸法』は、睡眠による休息と同じような効果を体にもたらしますので、仕事が忙しくて睡眠不足になりがちな方には、ぜひとも覚えて活用していただきたい

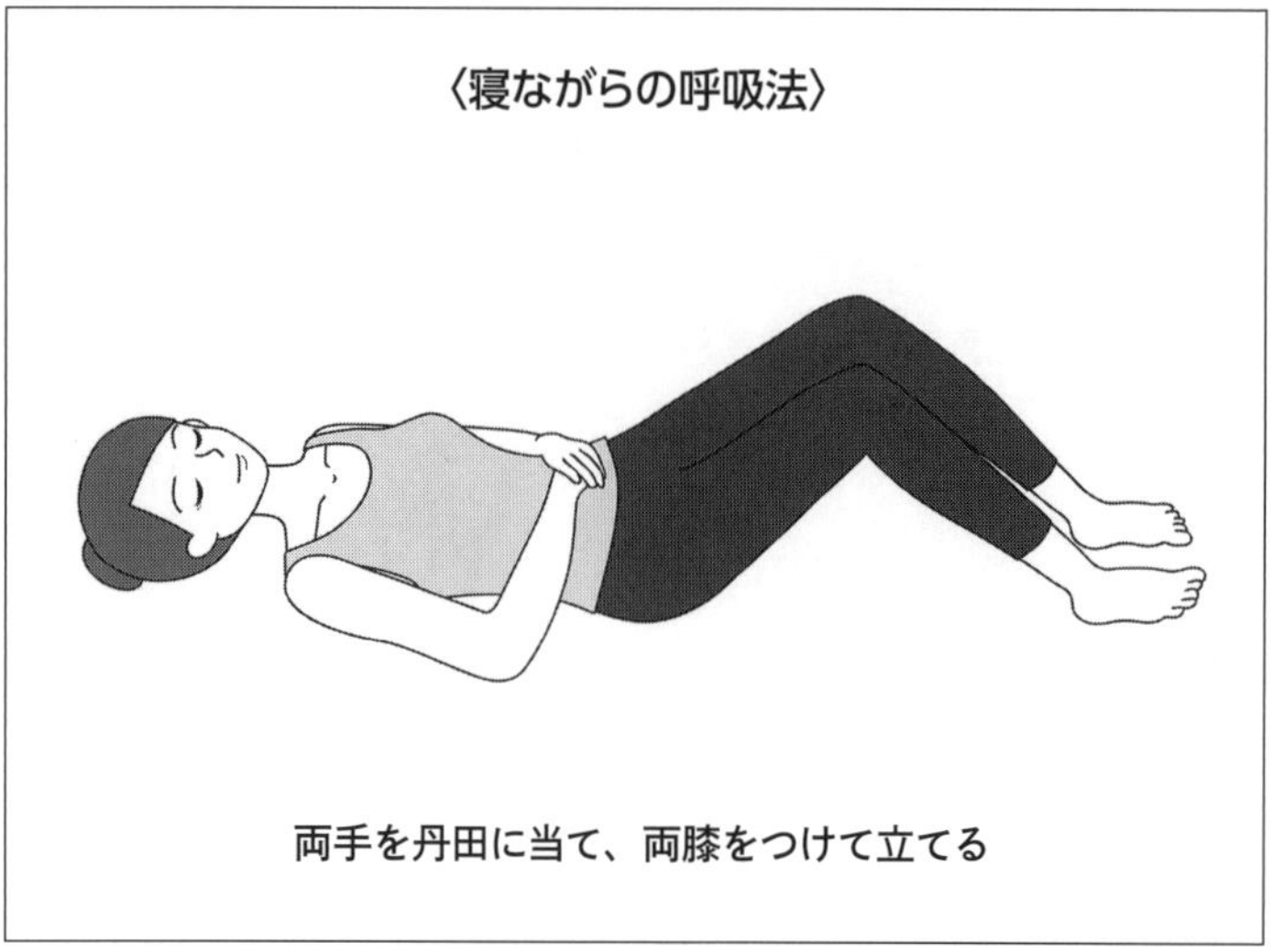
〈寝ながらの呼吸法〉
両手を丹田に当て、両膝をつけて立てる

呼吸法の一つです。

①仰向けに寝て膝を立てる

まず、仰向けに寝ます。

寝る場所は畳の上でも布団の上でもどこでもかまいません。両手を丹田に当て、膝を立てます。

このとき足先は腰幅程度に開きますが、膝はしっかりとつけるようにしてください。

膝が離れていると、うまく丹田を引くことができません。

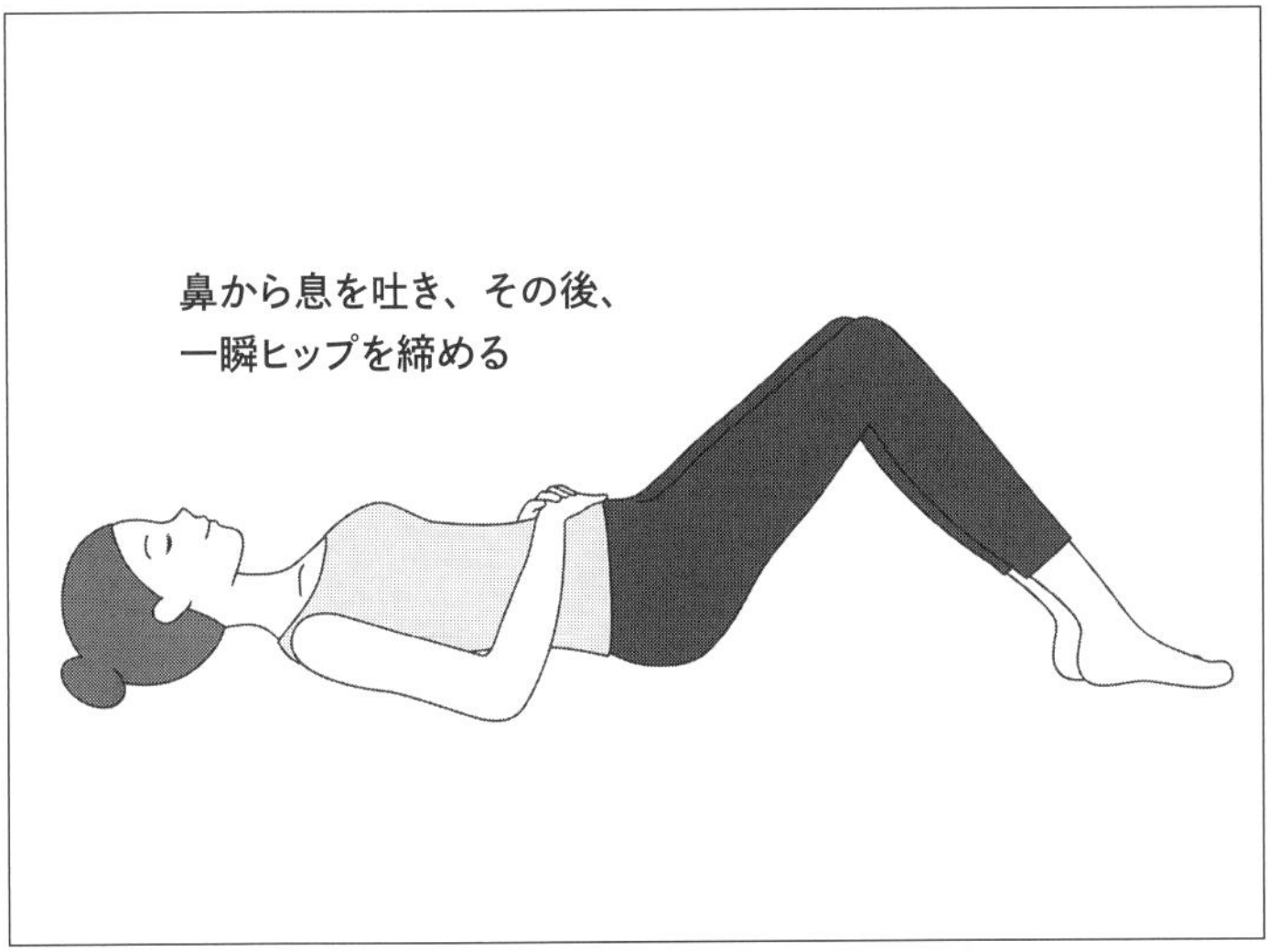

②息を吐きながら一瞬ヒップを締める

軽く息を吸い、鼻から息を吐き、その後、一瞬ヒップを締める。このときにヒップを少し上げる気持ちで行う。

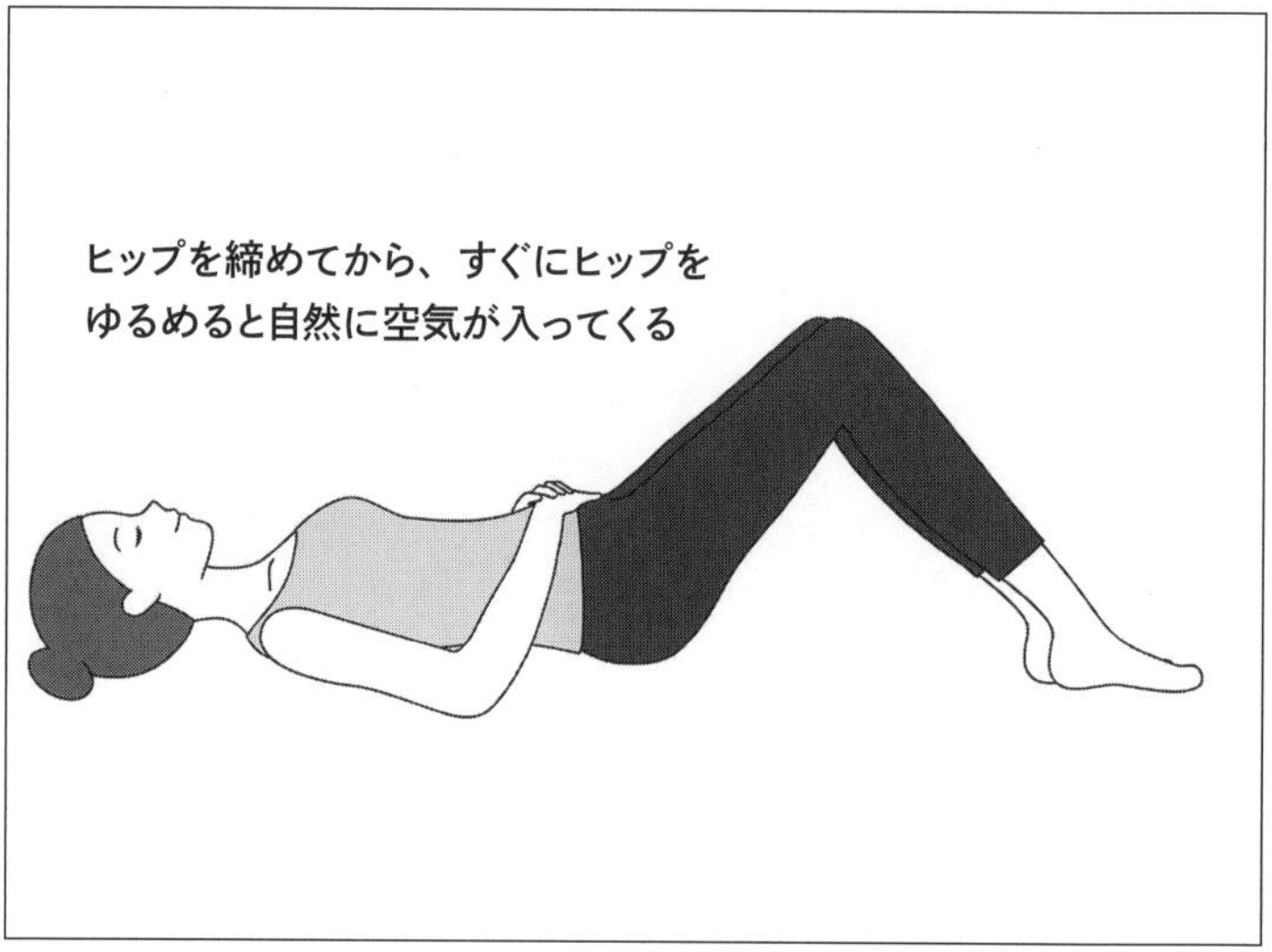
ヒップを締めてから、すぐにヒップを
ゆるめると自然に空気が入ってくる

③ヒップをゆるめて息が入るにまかせる

ヒップを締めた後に、すぐにゆるめて自然に空気が入るにまかせます。

①〜③を一呼吸として、繰り返します。

以上、ここにご紹介した三つの呼吸方法は、どれも基本的には同じ効果を持っていますが、それぞれに特徴があり、ほかの呼吸法にはない要素も含んでいます。

ですから最初のうちは、すべてをまんべんなく練習して、完全に身につけてから、ご自分の生活スタイルに合った呼吸法を選ぶようになさったらよいと思います。

その結果、肺が強化されていくのです。

「原式呼吸法」についての疑問にお答えします

回数は自分で確認できますが、本当に正しい呼吸法ができているのか自分ではよくわかりません。良い確認方法があれば教えてください。


正しい呼吸法ができているかどうか、自分で確認する方法は二つあります。

まず一つめは、呼吸法をした後で、肩やみぞおちに力が入っていないかどうか。

そしてもう一つは、終わった後に体内にエネルギーが補充された感じや、気分がスッキリした感じがしているかどうかです。

丹田に手を当てているのは、丹田の位置を意識しやすくするためですから、引けないからといって無理に強く押す必要はありません。

強く押したからといって、丹田が引けるようになるというものではありません。

はじめのうちは、丹田を引くことよりも、体を緊張させないことのほうが大切です。

呼吸をした後、体のどこにも緊張がなく、体調が良ければ正しい呼吸ができているということです。

逆に、ある程度この呼吸法を練習したら、肩がコッたとか、疲れてしまったという方は、体のどこかに無理な力が入っていて、正しい呼吸ができていないということになります。

不安な方は、一呼吸するたびに、少なくとも肩とみぞおちに力が入っていないことを確認すると良いでしょう。

第2章

呼吸法＋イメージ力で免疫力がこんなに上がる

STEP1 太陽呼吸法で心が前向きになる

（実践法は一四五頁）

『太陽呼吸法』❶ 朝日のエネルギーを全身に満たす

『太陽呼吸法』とは、朝日のエネルギーを全身に満たすことによって、プラス思考ができる自分に変えていくための呼吸法です。

実際の呼吸法は次の3章（一四五頁から）でくわしく説明いたします。原式呼吸法で大切なのは呼吸をしながらプラスイメージを描き、前向きな気持ちで健康を実現することです。

ここでは免疫力を上げるための心の持ち方についてお話しいたします。

ところで、皆さんは「朝日」にどのようなイメージをお持ちですか。

ほとんどの方は、「愛」「感謝」「喜び」「調和」「安らぎ」などプラスの言葉を口にされます。ごくまれに太陽は嫌いと言う方もいますが、太陽を見て暗い気持ちになる

とか、冷たく感じるという方はほとんどいないのではないでしょうか

私たちの心は、自分の中にないものを感じることはできません。ですから、朝日を見て暖かいとか、勇気が出るなどプラスのエネルギーを感じることができることは、人間誰しも朝日から感じるような、素晴らしいプラスのエネルギーを持っているということになります。

朝日を嫌いと言う方は、心の中にマイナス的なエネルギーが充満している場合がほとんどです。自律神経失調症だったり、うつ状態になっている方などにも多く見られるのですが、それはその方の心がマイナスのエネルギーに満たされてしまっているため、太陽のプラスのエネルギーが自分の心の波長と合わず、心が拒否してしまっているだけのことです。

私たちの潜在意識の奥には、宇宙や自然を運行している法則やエネルギー、つまり宇宙意識と直結した部分があります。それを私は（真我）と呼んでいます。この真我があるからこそ、私たちは朝日の持つプラスのエネルギーを感じ取ることができるのです。

つまり『太陽呼吸法』をするということは、自分の心の奥にある真我という、素晴らしいプラスの部分を思い起こすことにつながるのです。

かなりマイナス思考の方でも、『太陽呼吸法』を一日に一〇〇回ぐらい徹底して行うと、だいたい三週間ほどで効果が現われてきます。自分でも驚くほどやる気や希望が湧いてくるのです。これはそれまでなかったものが湧いてくるのではなく、すでに自分の心の中にあったものが甦ってきた結果です。

私たちは日々の生活の中で、雑事に追われたり、ほかの人たちの放つマイナスのエネルギーに巻き込まれて、いつのまにか自分の心の中にある朝日のような真我の存在を忘れてしまいがちです。いつも暗い場所で生活していたり、夜間の仕事をしていて昼間眠っているような生活を続けていると、太陽の存在を忘れてしまうのと同じです。

太陽とひと口に言いますが、朝日をイメージするか夕日をイメージするかでも効果が違ってきます。**朝日は心の中のプラスのエネルギーを引き出して癒しを与えてくれますし、夕日には気持ちを穏やかにしたりイライラを静めるのに効果があります。**

『太陽呼吸法』は、まず朝日の光をイメージすることから始まります。

『太陽呼吸法』❷　太陽は愛と慈悲を与え続ける無償の愛の象徴

『太陽呼吸法』を続けていくと、それまでなんとなく「仕方がないから」「時間だから」と義務感と惰性でしてきたさまざまなことに、積極的な喜びを持って取り組めるようになります。

文明社会に生きる私たちの中には、義務感と責任感と惰性だけで社会生活を送っている方が結構いらっしゃると思います。マイナス的な心で仕事をしたり日々の生活を送っているために、どうしてもストレスや疲れが溜まってしまいます。

人間は、自分から望んですることでないとエネルギーが湧いてこないようになっていますから、どんな理由があってもマイナス的な思いの中で成したことには、喜びも幸せも感じることができないのです。

仕事の成功も、人間関係の改善も、すべてはどういう気持ちで取り組むかということで大きく違ってきます。

仕事に対しての取り組み方も、「そうだ、今日も一日この仕事を通して相手に喜んでいただこう」とか「自分を成長させよう」と思えるようにならなければ、本当の自分の力を発揮することはできないのです。

本当の意味での感謝やプラスの思いが心の中から湧いてくると、周囲の人々や環境が自然とプラスの方向に変わっていきます。

どうせ同じ八時間仕事をするのなら、嫌だ嫌だと思いながらやるより、気持ちよく、楽しく仕事をして、周りの人々に喜ばれるほうが良いに決まっているのではないでしょうか。しかし、誰でもそう思っていて、なかなかそう実行できないのも事実でしょう。

ところが『太陽呼吸法』をしていくと、自然にプラス思考になっていく自分に気づきます。太陽は見返りを求めず、無償の愛を示してくれている存在です。あの人は貧之人たから、この人は金持ちだからと区別することなく、太陽の光は平等に降り注ぎます。ことさら宗教に入らなくても、私たちは大自然の中で平等に神の愛を学べるようになっていると私は思っています。大自然そのものが神の愛の現れだと思います。そして、その中でも特に太陽は、無償の愛を象徴する大きな存在ではないでしょうか。

三六五日、一日も休むことなく太陽は地上の生命を育んでくれています。太陽の恩恵がなければ、植物も動物も生きていくことはできません。それほど大きなエネルギーを惜しみなく無償で与え続けることこそが、愛や慈悲の現れなのです。

それに、太陽は私たちがお礼を言わなくても、怒るようなことも、光を出すのをやめるようなこともありません。こうした姿を通して、**たとえ裏切られても、あるいは感謝されなくても、無償で愛を与え続けるのが本当の愛だということを太陽は私たちに教えてくれているのです。**

『太陽呼吸法』❸　常に感謝の気持ちを感じとれるようになる

こうしたことも、呼吸法を行っているうちに、自然と感じ取れるようになってきます。私も最初からこうしたことがすべてわかっていて、『太陽呼吸法』を始めたわけではありません。

私の潜在意識が、「朝日の光と合わせた呼吸法」というイメージだけを感じ取りました。ですから、最初はどのような効果や意味があるのかもわからず、ただ素直に呼吸法をしていたのです。するとそのうちに、太陽からのメッセージが自然に伝わってくるのです。特に、**「あなたたちが太陽のような心で生きたとき、あなた自身が光り輝くのですよ」**というメッセージが強く心に残っています。

私たちの心がプラスの思いで満たされると、それまで心の中に渦巻いていた不満・不平・嫉妬・ストレスなどの原因が見えるようになってきます。結局、不満は、私たちの心に感謝の気持ちがなくなったときに出てくるのです。すでに自分に与えられている愛が感じ取れなかったり、見過ごしてしまったりするから、足りないところばかりが見えてしまうのです。

たとえば、よくサラリーマンの方が会社帰りに赤提灯で、社長や上司への文句を肴に飲んだりすると聞きますか、これも視点を変えると違うものが見えてきます。

社長や上司から与えられているものはたくさんあると思います。お給料をもらい生活させていただいている。仕事の環境や、時にはアドバイスをいただいているかもしれません。もちろん社長や上司も人間ですから完璧というわけにはいかないでしょう。もし今、不平を言っている方が上司の立場になったら、同じようなことを部下にするかもしれません。

私たちは自分がしてあげたことはよく憶えているのですが、していただいたことについては、とかく忘れてしまいかちです。悲しいことに私たちは、常日頃からプラス思考を持って生活する努力をしない限り、多くの方がマイナス的な思考パターンに流されてしまいます。

原式呼吸法の基本となる『太陽呼吸法』の練習を繰り返して、常に感謝の心を呼び覚ますように努力すると、私たちの心の中は変化していきます。

『太陽呼吸法』を行っていると、「今、五体満足に生かしてもらっていることは、当然なことではなく、すごく有難いことなのだ」という気づきが訪れます。

今までは当たり前と思っていた、ちょっとしたことに感謝の気持ちを感じ取れるようになると、自然に周囲の人たちの愛も感じ取れるようになり、不満も消えていきます。「そうか、私は今までいろいろ不満があったけど、そんなことよりも自分に与えられているものがこんなにもあったのか。今までいろいろな方からしていただいたことに、どうしたら生きているうちにお返しできるだろうか」と心の中が変わっていくのです。

勤めているのだから、お給料をもらうのは当然の権利かもしれません。しかし、本当にいただくものに見合うだけのことを、多くの方がしているでしょうか。「足らない、足らない」と不満を言う方ほど、実際にはお給科に見合うだけの仕事をしていないことが多いものです。

私は大勢の方とお会いします。その中にはサラリーマンの方も社長さんもいらっしゃいます。サラリーマンが社長のお陰で生活しているように、社長もまた社員のおかげで成り立っています。どちらも同じなのです。双方がお互いに感謝できるようになれば、バランスがとれて良い関係が生まれるのだと思います。

生きがいや、やる気というのは、自分自身の心の問題です。不満を人のせいにしている限り、永遠に状況は好転しません。自分を変えるのでさえ大変なことなのです。まずはそれに専念することが懸命だと思います。

自分が変われば、今不満に思っている相手も自然に変わっていきます。たとえその相手が変わらなくても、自分の心が感謝に満ちていれば、その人のことで悩んだり苦しむことはなくなります。

『太陽呼吸法』❹ 脳波がα波になり閃きが生まれやすくなる

『太陽呼吸法』を行っているとプラス発想になりますが、これは脳波がα波になるということでもあります。α波の状態になると、閃きが生まれやすくなります。ですから、「自分が与えられた仕事に、自分の持っている最高の力を発揮するには？」という創意工夫が始まります。

どうしたらお客さんが喜んでくれるのか。また、仕事で関わる大勢の方々や、この職場を与えてくれた上司にどうしたら恩返しできるのか。そういう思いを持って仕事に取り組んだとき、仕事に生きがいと誇りが持てるようになるのです。

自分の持つ最善の力で、自分の立場ではなく、相手の立場に立って仕事をする。自分の持つ最善の誠意を持って仕事をしたとき、私たちは本当の自信を持つことができるのです。

自分の仕事に誇りが持てない、自信を持てない人は、誠意を尽くして仕事をしていないか、自分の潜在意識がその仕事を望んでいないのか、そのどちらかに原因があると考えてください。

楽をしようとか、この辺で適当にしておこうという気持ちで取り組んでいて、仕事に誇りを持てるわけがありません。私たちが誠意を持って仕事をすればするほど、自分の中の自信や誇りは大きくなっていきます。

私のセミナーに参加した方の中に、建築設計事務所に勤めているY・Oさんという三〇代の男性がいました。この方の悩みは、仕事に誇りが持てず、目標もやりがいも感じられないということでした。

この方は私のところに来るまで、辛いとか、きついというようなマイナス的な思いを持ちながら毎日仕事をしていたそうです。設計をするときにも、言われた条件、期限を守り、ミスをしないようにと、それだけを考えていたそうです。

ところが、原式呼吸法を始めてからは、**落成式の様子や依頼主が喜んでくれている姿をイメージしながら設計するようになり、すると、今まで気づかなかったようなすばらしいアイディアがどんどん浮かぶようになりました。**

結果的に関係者や事務所の社長にも「あの人に頼んで良かった。素晴らしい仕事だった」と本当に喜んでもらえるようになったのです。こうなると、ますます相手の方に満足してもらえる仕事がしたいと思うようにになります。

Y・Oさんの場合は、それまでそういう発想を思いつかなかったので、この経験によって初めて仕事の楽しさを知ったとおっしゃいます。もちろん、自分の仕事に誇りが持てるようになったのは言うまでもありません。

『太陽呼吸法』❺　太陽の光を遮る雲のようなマイナスの思いを追い出す

最初は「なぜ呼吸を変えただけでそんな変化が」と思われるかもしれませんが、これには根拠があるのです。

外部になにか特別な法則があるわけではありません。法則は自分の心の中にあります。

そして、あなたの潜在意識はそれを知っているのです。

呼吸を変えることによって何が変化するのかというと、「思い方」です。最近ではさまざまな本やセミナーで、プラス思考を勧めています。

でも、そうしたものでプラス思考の良さはわかっても、実際にはどうしたらプラス思考を持てるようになるのかがわからずに、苦しい毎日を送っている方も多いのではないでしょうか。

多くの方が常にプラスの思いを持てたらラクになるのに、持てないために苦しんでいるのです。プラスに思おうとしても「ふっ」とマイナスの思いが湧いてきてしまう。「そんなこと言われても……」と否定する自分が心の中にいる。私も昔はそうだったのでよくわかります。

二〇代の頃、私は悩みを抱えて『マーフィーの法則』や『眠りながら成功する』といった本をいろいろと手にしました。こんなに簡単に自分の夢が実現するのだったらいいなと思い、毎日自分の夢が叶うよう、瞑想やお祈りをしましたが、結局何も実現しませんでした。そして結局、思うだけで実現するなんて、天才や特殊な能力のある人だけに可能なことで、能力のない自分はダメなんだとがっかりしたものです。

しかし今になって分かったことですが、彼らの言っていることも正しかったのです。マーフィーという方は、やはり一種の天才だと思います。確かに彼が言うように、「思い続けたことは絶対に実現する」のです。そして、あの本に出てくる成功例は皆、成功を思い続けることができた方たちなのです。

ところが、普通の人にはその「思い続ける」ということが、なかなかできません。ですから実現しないのです。

一つのことを思い続けることができる人というのは、心に引っ掛かりやわだかまりのない方です。そのような人の多くが、プラス思考の両親からその人の良い面が引き出される教育を受けて、心の中にマイナス思考を生む要因が少ない結果、心の中に引っ掛かりが生じにくいのです。

しかし実際には文明社会に住む私たちの多くは、マイナス思考の親に育てられている場合が圧倒的に多いのです。

学校でも悪いところを注意されるばかりで、「あなたの素晴らしいところはここだ」というようなプラスの言葉を聞くことはほとんどないようです。ですから、「自分はダメだ」という意識が潜在意識に刻み込まれてしまうのです。

潜在意識にそうしたマイナスイメージが刻み込まれてしまうと、その後いろいろな理想や希望を叶えるチャンスに巡り会っても、いざとなると「自分には無理だ」と思って尻込みしてしまうことが多いのです。

嫌だ、困った、ダメだというマイナスの思いが、ちょうど太陽の光を遮る雲のように真我からのプラスの力を遮ってしまいます。ですから、どんなにプラスの思いや自信を持とうと思ってもできなくなってしまうのです。

集中力のない人は、心の中にこうしたマイナスの思いがスモッグとなって充満しているのです。それで、ちょっとなにかあると、すぐにマイナスのほうに意識が向いてしまいます。これがひどくなると、うつや自律神経失調症になっていくのです。

普段まったく普通に見える人でも、会社が倒産したりリストラされたりと、強いマイナスの要因に出会ったときには、どうしたらいいのかわからず、自暴自棄になって自殺してしまうことまであるのです。

心のエネルギーは同じものを引き寄せる力を持っています。私たちが心の中にマイナスのエネルギーを多く持っているとマイナスのエネルギーを次々と引き寄せてしまいます。**ですから、プラス思考になりたいと思うのでしたら、まず最初に自分の中のマイナス思考を追い出すことが必要なのです。**

ではは自分の中のマイナスの思いを追い出すにはどうしたらいいのでしょうか。それには毎回、行っている呼吸を深く長くすることです。

私たちはマイナス感情を持つと呼吸が浅くなります。ですからマイナス感情が出たらすぐに吐く息を長くする深い呼吸に切り変えることです。深いゆったりした呼吸をしながらマイナス的感情を持つことはできないのです。

『太陽呼吸法』❻　朝日のことを思い続ければプラスのエネルギーで心が満たされる

ゆったりとした呼吸を繰り返していくと、自分の心がプラスの思いで満たされてきます。

しかし、心にマイナス的な思いが充満していると、いくら、思おうとしてもなかなかプラスの思いを持てないということは前にも触れました。そのようなときに『太陽呼吸法』が必要なのです。

『太陽呼吸法』は朝日をイメージすることによって、私たちの波動を太陽の波動に合わせることができるのです。実際にやってみると、どんなに寒いときでも『太陽呼吸法』を続けていると体が温かくなってきます。たとえ太陽が出ていないときでも、イメージをするだけで太陽に暖められていると感じて、場合によっては汗が出てきます。

最初のうちは、心にマイナス的な思いが充満している人の場合、『太陽呼吸法』をしていても雑念が次々と出てきてしまいます。最初はそれでもかまわないのです。雑念が出たら、それをいったん横に置いておいて、また朝日のことを思い続ければよいのです。それを繰り返しているうちに、だんだんプラスのエネルギーで心が満たされていくようになります。同時にマイナスの思いが徐々に消えていき、自然と雑念も少なくなっていきます。

こうして『太陽呼吸法』でマイナスの思いをプラスの思いに入れ替えていくと、日常の発想が変わっていきます。それまでどうしてもマイナスの発想ばかりだったのが、プラス発想でものを考えることができるようになります。また、同じことをしていても、新しい発想や斬新なアイディアが次々と生まれてくるようになります。

新しい発想やアイディアが次々と浮かぶということは、脳波がα波になった証拠です。波動は閃きの脳波と言われていて、α波にならないと素晴らしい発想は出てきません。歴史上の大発明家、宗教家、芸術家などの方々は、みなα波のときに偉大な発明をしたと言われています。集中して、一つのことに没頭したときに脳波はα波になります。こうしたときに生まれる閃き、それが潜在意識からのインスピレーションなのです。

普通の人の呼吸数は、一分間に一四回から一八回ぐらいです。ところが、**『太陽呼吸法』を意識して行うと、呼吸数はすぐに一分間に六回から八回ぐらいになります。**

少し訓練すれば、四、五回になります。一分間の呼吸数が四回から六回ぐらいのときに脳波を測ると、間違いなくα波が計測されます。

呼吸の回数が減るということは、それだけ一回の呼吸が深くなっているということです。

深い呼吸は体をリラックスさせるためα波を出しやすくします。お風呂で考え事をすると良いアイディアが浮かぶとよく言われていますが、これはお風呂でリラックスして、α波が出やすくなるからなのです。

一回の呼吸が深くなればなるほど、その回数は減っていきます。禅の高僧が深い瞑想をしているときは、一分間に二回ぐらいしか呼吸をしていないと聞いています。そうなると、脳波はα波からθ波（シータ波）という状態に変化します。真我からのメッセージはこのような状態のときに受け取ることができます。また、閃きや悟りも脳波がこのような状態のときに得られると、脳波の研究者は発表しています。

人が悩んでいるときは、荒い脳波になっています。

前にも触れましたが、真我は太陽のようなプラスの思いのインスピレーションを、私たちに絶えず送り続けています。心が安らいで脳波がα波のときには、真我からのインスピレーションを受け取りやすくなります。逆に悩んでいたりして、私たちの脳波が乱れていたのでは、せっかくのインスピレーションも受け取ることはできません。

そのようなときは、悩みをいったん横に置いて、とにかく脳波がα波になるように工夫をすることが大切です。そして、その効果的な方法が『太陽呼吸法』なのです。

『太陽呼吸法』❼ 不況の今だからこそプラス思考が必要

真我には、宇宙意識に秘められているものと同じ英知が含まれています。したがって、真我には私たちが求める答えが秘められているとも言えるのです。私たちの悩みの解決法も、取り組んでいる問題の答えも、すべては私たちの心の中の真我が知っています。

ところが私たちの心の中にマイナスのエネルギーが充満して、真我からのインスピレーションを受け取ることができないと、つい自分以外のところに答えを求めたくなってしまいます。本来、自分の中にある答えを、ほかに求めてしまうと、かえって混乱してしまうのです。

企業は大きくなればなるほど組織化が進みます。それに伴い社員の数も多くなります。さまざまな価値観を持った人が集まる職場では、上司との考え方の違いや、同僚との意見の違いなどから、ストレスを感じることも多くなりがちです。

そのようなときには、今までストレスや圧力と感じていたことを、自分の心を磨くチャンスだととらえてみてください。不都合と思われることを通して自分を成長させていこうと心に決めたときに、初めて人はストレスから解放されます。すると、どのような状況でも、自分の精神を自由にすることができるようになります。

どんなに恵まれた環境にいても、その環境になにかを求めているばかりでは、永遠にストレスから開放されることはないでしょう。ストレスは、環境の問題ではないのです。つまり、私たちの周りで起こる出来事を私たちがどう受け止めるか、そしてそこからなにかを学び、マイナス的な思いを心に残さないことが大切なのです。

与えられた環境の中で精一杯努力し、一生懸命誠意を尽くせば、必ずより良い方向に導かれます。

今はどこも厳しい環境にあります。そういうときだからこそ、このような考えを持つことが必要なのです。

『太陽呼吸法』❽ 自分の存在に自信が持てれば不安や恐怖心が消える

『太陽呼吸法』をしていくと、私たちの心の中には宇宙意識とつながっている真我（本物の自分）があることに気づきます。**この呼吸法を続けていくと、自分の中に秘められた英知や無限の能力、つまり真我の持つエネルギーが感じ取れるようになるからです。**

すると「そうか、自分も宇宙意識と同じエネルギーを持った偉大な存在なんだ」ということがわかり、自信が生まれてきます。そして真我とは英知でもあるので、人生のすべての疑問に対する回答もすでに知っています。

つまり、私たちの人生に起こってくるトラブルや不都合な出来事に対して、すべての答えを持っているので、その答えを呼吸や瞑想を通して感じ取れば良いのです。このことがわかっただけで、恐怖心や不安が消えていくのを実感できることでしょう。

不安や恐怖の原因の一つには、依頼心があります。不安や恐怖心のある人の多くは、「誰かが自分を幸せにしてくれる」「誰かが自分を救ってくれる」と常に人に頼っています。

しかし、その一方で、人は本当に自分を助けてくれるかどうかわからないという思いもあります。それで不安や恐怖が生まれるのです。

問題なのは、誰かが救ってくれなければ自分は救われないと思い込んでいることです。でも本当はそんなことはありません。私たちは誰でも、すでに真我によって救われているのです。**『太陽呼吸法』をしていくと、人間は本来、楽しくて、幸せになれる存在だということが徐々にわかってくるでしょう。**

私は太陽と波動を合わせていくと、太陽が私たちに次のようなメッセージを送ってきているように感じます。

「真の幸せは太陽のように見返りを求めず、周りの人々に安らぎや愛情を与え続ける中にある」。

私たちが人から見返りを求めなければ、人生に恐れるものはなにもないのではないでしょうか。私たちが見返りを求めたときに、自分が認められるか、自分が与えたものが戻ってくるか、相手は何をしてくれるのかと、不安や恐怖が湧いてくるのです。

『太陽呼吸法』❾ 本当の自分がどれほど素晴らしい存在なのかを実感しよう

恐怖心には、もう一つ自己処罰概念から生まれるものがあります。

私たちが生まれてから今日までに、思ったり行ってしまったマイナス的なことは、誰にも気づかれなくても自分の心が知っています。私たちが人を苦しめたとか、悲しませたり怨んだりしたマイナス的な出来事を未処理のまま放っておくと、そんな悪いことをした自分が幸せになれるはずがないと、無意識のうちに思うようになるのです。人間は誰でも良心というものを持っています。良心は誰かが裁くわけではありません。自分で自分を裁くのです。神様は私たちが間違いを犯したとしても裁くことはありません。

人間は自由意思を持っている反面、良心という尺度も与えられています。この良心こそが真我だと私は思っています。小さい子供でも、良いことと悪いことはちゃんと知っています。それは私たちの心の中に、誰もが良心を持っている証拠なのではないでしょうか。

たとえ洗脳された状態であっても、自分が悪いことをしているときは、心の奥で良心がそのことを知っています。良心はおかしいと気づいてはいるのですが、表面意識がその良心の声を打ち消してしまうのです。

そうやって自分の良心をごまかして悪いことを重ねていくと、心の中に割り切れない葛藤がいっぱい生まれてしまいます。そして結局、自分のことは自分が一番よく知っていますから、そんな自分が幸せになれるはずがないと思うようになるのです。「こんなことをしていたら、ろくな人生を送れないし、大変なことになりますよ」という良心からの警告が、自己処罰概念となって恐怖心となるのです。

人に頼らず、良心の声にしたがって人生を送っていれば、恐怖心は自然になくなります。そのためにも、『太陽呼吸法』で、まず本当の自分がどれほど素晴らしい存在なのかを実感していただきたいのです。

『太陽呼吸法』⑩　「なんでこんなに幸せなのか」と思えるようになる

私は、今まで呼吸法や瞑想を支えに人生を歩んできて一番良かったと思うのは、将来に対する不安や恐怖が少なくなったことです。以前はなぜあんなに取り越し苦労や恐怖心を持っていたのか、不思議に思えるほどです。

取り越し苦労をしたり、未来を漠然と心配したりすることが、誰にでもあると思われるかもしれませんが、これは恐怖心の一つです。

困ったことに私たちが恐怖心を持っていると、恐ろしいことが次々に起こり、不安を持っていると、不安材料がどんどん寄ってきます。これはその人の出す恐怖や不安の波動が、同じ波動を持つマイナス的なものを引き寄せるからです。

『太陽呼吸法』は、恐怖や不安といった心のマイナス的な癖を改善するだけでなく、無条件の幸福感も感じ取ることができるようにしてくれます。

私たちが『太陽呼吸法』を続けていくと感謝の気持ちが生まれ、「なんでこんなに幸せなのか」と思えるようになっていきます。

人間の幸せは「物」で決まるわけではありません。どんなに与えられても受け取るほうがそれを幸せと思わなければ、その人は幸せではありません。また、物をたくさん持っている方は、それを奪われるのではないかという恐怖に悩むことにもなりかねません。

私はインドやフィリピンに何度も行きましたが、そのたびに「幸せは物ではない」ということを強く感じさせられます。フィリピンで、現地の子供たちの家へ遊びに行ったときのことです。その家では六畳一間に六人家族、ひしめき合うように生活していました。ところがその子供たちはみなにこにこしていて、日本の子供たちよりもずっといい笑顔をしていました。そしてその家の子供で、六歳くらいの子が親が少しでも楽できるようにと、一生懸命働いていていました。

そんな姿を見ていると、日本は物質的にはくらべようもないほどに豊かですが、いつも勉強に追い立てられて自然体を失った日本の子供たちより、彼らのほうが、幸せなのではないかと思ってしまいます。

本当の幸せというのは、物で測れるものではなく、与えられている愛を感じ取れる能力、また、幸せを幸せと感じ取れる能力がどれだけあるかで決まるのではないでしょうか。

誰でも、どんな環境でも、その人の心次第で本当の幸せは感じられるものなのです。

STEP2 ヒーリング呼吸法で心と体を癒す

（実践法は一五二頁）

『ヒーリング呼吸法』❶　疲れやストレスがたちまちとれる

『ヒーリング呼吸法』というのは、自分で自分の心と体を癒す呼吸法です。

私たちの疲れの根本的な原因はストレスにあります。体のどこかが悪くてもストレスになりますし、心の引っ掛かりや、心の傷もストレスを生みます。そのストレスが緊張を生み、疲労となるのです。

『ヒーリング呼吸法』とは、太陽の癒しのエネルギーによって、不調和を起こしている箇所を朝日が照らすイメージを描きながら行う呼吸法なのです。

体に不調和を起こしている箇所は人によって違います。痛みを感じる箇所、なんとなく嫌な感じを受ける、または重苦しいなど体の不調の感じ方もさまざまだと思います。不調を感じるところでも、胃、腸、肝臓、腰、目など、手の当てられるところは手を当て、手が届かないところは気持ちだけをその部分に向けるようにしてください。**この呼吸法は座位の呼吸法で行います。まず最初に朝日に照らされている自分をイメージします。そして、息が体に入った後に、朝日が手を当てている箇所を照らしているようにイメージします。**

朝日には癒しのエネルギーがあります。太陽光線の中でも癒しのエネルギーが一番多いと言われているのが朝日です。この『ヒーリング呼吸法』では、その朝日のエネルギーをイメージの力を使って直接患部に取り入れ、体が本来持っている自然治癒力を高めます。

私たちの体は意識を向けたところに血液が集まり、その部分の血行が良くなるようにできています。不調なところというのは、間違いなく血行が悪くなっています。**その血行の悪いところに注意を向けながら呼吸法をすることによってそこに血液が集まり、新陳代謝が良くなって不調が癒されていくのです。**

そして、さらに太陽から発せられている愛のエネルギーや安らぎのエネルギーが心の中に入っていきますから、仕事の疲れやストレスも同時にとれていくのです。

『ヒーリング呼吸法』❷ 深い眠りが得られる

悩み事があるとなかなか寝つけないものですが、体が不調のときも寝つきが悪くなったり、眠っても睡眠が浅かったりします。リラックスしてぐっすり眠ることができなければ、当然、疲れもとれません。

この『ヒーリング呼吸法』は心身をリラックスさせる効果がありますから、寝つきの悪い方や熟睡できないという方にも最適です。

眠れないという方は、特に肝臓の働きが弱っている場合があります。肝臓の動きが弱いと、カフェインやタンニンを分解しきれなくなり、そのため体内に残ったカフェインなどの刺激物が脳の神経をいつまでも刺激して、熟睡できなくなるのです。

お茶類は睡眠と深く関係しています。とくにコーヒーや紅茶のようなカフェインを多く含む飲み物は、脳を興奮させる作用があるからです。

また、ウーロン茶や緑茶の中のタンニンにも脳を興奮させる作用があるので、すぐに眠りに入れない方や熟睡できない方が夜飲むのはやめたほうが良いでしょう。

眠れないと悩んでいる方は、まず眠りを妨げる要因を排除しなければ、呼吸法だけに頼っても良い結果は得られません。

どうしてもお茶を飲みたいときには、ハーブティーや麦茶、ハト麦茶、ルイボスティーなど、タンニン・カフェインを含まないものを飲むように心掛けると良いでしょう。

簡単なことですが、お茶を変えただけで眠れるようになったという方は、意外にたくさんいらっしゃいます。そのうえで、お休みの前に布団の中で『ヒーリング呼吸法』を行うことによって深い眠りが得られることと思います。

このようにして眠れなくなる要因を排除したうえで『ヒーリング呼吸法』をしていただくと、副交感神経が活性化され深い眠りを得ることができるようになります。

ぐっすり眠った後の目覚めの壮快さは素晴らしいものです。

アドバイス❶　なぜ呼吸法で体調が良くなるのか？

呼吸法による体調改善例は、とても多く寄せられています。なぜ呼吸を変えただけで、西洋医学で治らないような病気が改善されるのか、疑問に思われる方も多いと思います。しかし私は、体調が良くなるのは、むしろ当然だと思っています。

ケガや病原菌が原因の病気、さらには手術を必要とする場合など、西洋医学での治療が有効なものは多くあると思います。

しかし、胃腸の調子が悪いとか、便秘、下痢、息切れ、どうき、不眠症などの自律神経に関わる病気や症状に対しては、西洋医学だけでは改善がむずかしいものも多くあると思います。

その理由は、それらの症状の原因がストレスからきているからです。

腸はストレスに非常に敏感です。場所が変わったり、心配事があっただけで腸の働きが鈍くなったり、過敏になったりします。旅行に行くと便秘になってしまうという方は少なくないはずです。

また、解決できない問題を長い間抱えていたり、心配事があると不眠症になる場合もあります。自律神経失調症はもちろんですが、高血圧や肝臓・腎臓といった臓器もストレスの影響を直接受けてしまいます。近視も目の使いすぎや、過度の緊張というストレスからきています。

目は心と関係ない肉体的ストレスと思いがちですが、そんなことはありません。肉体疲労の四分の一が目にくると言われているくらいですから、体の緊張が解ければ、自然と目にかかるストレスも減少するのです。

このように現代人の病気の多くは、ストレスからきている場合が多く、そのストレスは心の問題から派生します。心の問題である以上、それには人間関係が大きく影響しています。ただ、どんな出来事にぶつかっても、それがストレスになるかどうかは、それを自分がどう受け止めているのかに、かかっています。

問題が生じたときに、その原因を相手のせいにしている間は、ストレスは解消できません。いくら相手を憎んでも怨んでも、ストレスは消えないのです。

たとえ目の前にいるストレスの元となる相手が消えたとしても、自分の心が変わらない限り、それに代わる人はいくらでも目の前に出てくることになります。

そこで、原式呼吸法の基本である『太陽呼吸法』をすることで、自分の心をプラスのエネルギーで満たしましょう。たとえそこにストレスの要因があったとしても、物事を客観的に見ることができるようになりストレスにはならなくなります。

本来、物事に善悪はなく、一見自分にとって不都合と思われることに出会っても、そのとき、プラスの心で物事に対処しているか、またはマイナスの心になっているかで、その人の幸、不幸が決まっていきます。

たとえほかの人から愛情ある言葉をかけられても、心の中が極端なマイナスの思いで充満している場合は、その言葉を素直に受け取れず、何か裏があるのではとか、うるさいと受け止めてしまうかもしれません。

逆に私たちが、愛や思いやりのあるプラスの思いで人々に接していれば、一見不都合と思われるような出来事に出会っても、それを学びの機会であると受け止めることができます。それでストレスとは縁がなくなってしまうのです。

したがって**呼吸法で病気が良くなるのは、私たちの心がマイナス的な思いからプラ**

ス的な思いに変わった結果、自律神経のバランスを崩す原因であるストレスがなくなったからなのです。

つまり、自分がさまざまな問題をどう受け止めるのか、どう感じるのかによって、それがストレスにもなれば逆に大きな学びのチャンスにもなるのです。

STEP3 希望実現呼吸法で描いたビジョンが現実になる（実践法は一五七頁）

『希望実現呼吸法』❶　前向きな気持ちで目覚められる

毎朝気持ちよく目覚めるためには、「今日も一日素晴らしい日にしよう」という前向きな気持ちが心要です。「今日も仕事がきつい」とか、「またあの嫌な人と会わなければならないのか」と思っていたのでは、気持ちよい目覚めは望めません。

目覚めたときに前向きな気持ちを持つために大切なのは、寝る前の心の状態です。寝るときに「ああ、疲れた」「今日も辛い一日だった」などと心にマイナス的な思いを持ったまま寝ると、目覚めたときにもその思いを引きずってしまいます。

ですから、寝る前には『感謝の呼吸法』や『ヒーリング呼吸法』をした後、最後に今求めている理想的な自分のビジョンを思い描いてから寝るよう心掛けることが大切なのです。そのときにもっとも適しているのが、『希望実現呼吸法』です。

『希望実現呼吸法』はその名の通り、あなたの希望を実現する方向へ導くための呼吸法です。

この呼吸法では、自分が本当に「こうありたい」という理想的な姿を明確なビジョンとして描くことが重要です。

寝る前に何より健康で元気な自分の姿をイメージすることがすべての人の望みでしょう。また、さらに理想とする自分が仕事をしているところをイメージし、そして仕事がうまくいっている明確なビジョンを描くという人が多いと思います。そのビジョンを描いて寝ると潜在意識にそのプラスのエネルギーが深く入ります。すると朝起きたときには心がプラスのエネルギーに満たされ、爽やかな目覚めを経験することができるのです。

私たちの理想や希望のビジョンが潜在意識に一番入りやすいのは、実は、寝る前と朝の起きがけなのです。それと、言葉より明確なビジョンを持つほうが潜在意識に深く入ります。そして、その希望が実現したときのビジョンがより具体的に、ありありと描ければ描けるほど実現も早くなります。

ここで注意しなければならないのは、あなたの希望や理想が、自分にとってだけではなく、そのことに関わる周りの人々にとってもプラスに作用することでなければならないということです。

たとえばあなたが今関わっている仕事やことがらは、あなただけでなく、それに関わるほかの人にも影響を及ぼします。まずは相手があり、一緒に取り組んでいる多くの方が関わっているはずです。そうした方々が共通して、「こうなったらいい」と思えるビジョンでなければならないということです。

寝る前に「こういうふうに事が運んだらありがたい」というビジョンは出ても、そのためには、どうすればよいのかわからないというときは、**「最善の方法があったら夢の中でヒントをお与えください」と強く潜在意識に頼んでから寝ることをお勧めします。何日かそれを続けていくと、なんらかのヒントが得られるでしょう。**

また朝、目が覚めたときにも、いきなり起きないで、寝床で『希望実現呼吸法』を行うと、多くのインスピレーションが与えられることになるでしょう。

そのためには、この呼吸法で自分がどうなりたいのかをはっきり決めて、そのビジョンを描きながら行います。すると、「そうだ、そのために今日一日こうして人と接していこう」というインスピレーションが湧いてきて目覚めが良くなります。

『希望実現呼吸法』❷　人生の理想を実現する

毎日の仕事や生活に希望を持って取り組めるようになるには、自分が最終的にどうなりたいのかという大きな目標を立てることが必要です。大きな目標があるからこそ、「そのために今日はこれをしよう」と、日々の目標が見えてきて毎日が充実して過ごせるようになるのです。

ですから人生においても、まず大きな目標をしっかり持つことが大切です。私たちの人生は仕事のためだけのものではないはずです。仕事があり、家族があり、友人、そしてそのほかのことも含め、トータルで人生を考えていかないと、本当の理想は見えてきません。**人生において仕事はとても重要な部分ですが、家庭が安定していないと仕事の目標もぐらついてしまいます。**

人生の目標を考えるときに重要なのは、最終的に自分はどういう人になりたいのか、自分自身の理想像を決めることです。その理想があるからこそ、こういう仕事を選んで一生懸命やっていこうとか、この仕事を通して家族を幸せにしたいという目的意識や意欲が出てくるのではないでしょうか。

また人生の目標を考えるときに助けとなるのが、『太陽呼吸法』です。この『太陽呼吸法』を続けていると、心の中がプラスのエネルギーで満たされ、私たちの奥深くにある真我からインスピレーションが得られるようになります。

この真我とは、私たちの人生での役割や目標がなんであるのか、すべてを知っている英知でもあるのです。そのために、この呼吸法を繰り返し行い、真我のエネルギーとつながったときには、私たちがこの人生でなにを目標にすべきか、そのインスピレーションを受けることが可能となります。

それは新たに生まれるものではありません。生まれたときから私たちに内在しているものを、真我が思い出させてくれるのです。また、その目標が実現するためにどうすればいいのかということも、真我を通じて自然と見えてきます。

自分の仕事も「なんのために今やっているのか」ということがわかってくると、生きがいや、やりがいが出てきます。そして、**「じゃあ、この仕事で周りの方にも喜ん**

でいただき、自分も満足できるようなものにしよう」という気持ちが湧いてきます。

真我実現セミナーに参加していただいている方には第四ステップで、最後にこの人生で望むことを何項目も書き出してもらうようにしています。書き出す内容は、自分自身がどういう人になりたいか、対人関係の目標、家庭での目標、趣味の世界、仕事での目標を、できるだけ具体的に細かく書き出します。このようにして書き出していくと、多い方で一〇〇項目くらい、少なくとも三〇～五〇項目は出てきます。

そしてさらに、その中の項目から、当面なにを希望しているのか一〇項目ぐらいをピックアップします。最初のうちは一つの希望が実現するまで、その目標が実現したときのビジョンを描きながら『希望実現呼吸法』を行い、それが実現したら次の項目に移っていきます。しかしある程度できるようになると、並行して三つから四つくらいできるようになります。

このように自分の目標から毎日目を反らさず、理想的なビジョンを描き続けた方は、一年から二年くらい経つと、一〇〇項目くらいあった理想や希望の七割以上が実現していきます。

皆様もこの呼吸法をする前に、人生の理想や希望を紙に書き出してみてください。するとは「自分が求めていたのはこれだった」と、今まで漠然としていた夢や希望がはっきりしてくることでしょう。

そして、それが真の願いであれば、その希望は必ずや実現されていきます。

STEP4 和解の呼吸法でストレスがなくなる（実践法は一五九頁）

『和解の呼吸法』❶　トラブルの原因は自分の中にある

対人関係で悩んでいらっしゃる方には、私は『和解の呼吸法』をお勧めしています。対人関係に悩みを持つ方は実に多くいらっしゃいます。また、対人関係で悩む方の多くは、相手が悪くて自分のほうが正しいと思っています。人はそれぞれ違う価値観を持ち、違う正しさの基準を持っています。意見がぶつかり合うと、相手が間違っていると思いがちですが、実は相手のほうもそう思っているのです。

ですから、対人関係がうまくいかないという方は、自分はそのままで相手が変わることを望んでしまいます。さらに「相手の方が間違っている」と確信していますから、表面的に取り繕っていても、どこかに相手を見下したようなところが出てしまいます。表面的には意見を合わせているようでも内心は納得していませんから、いつまでたっても心から相手を認めることができず、真の良い関係を持てないのです。

その一方で、対人関係がうまくいかない方の中には、前者とはまったく違うケースもあります。逆にオドオド、ビクビクして「なんでこんなに怒られなくちゃいけないんだ」「自分はなんでこんなにダメなのか」と自分を必要以上に責めて、自分をいじめてしまっている場合です。

このような方は、「自分が悪いダメ人間だ」と一方的に自分を責めて落ち込むために、心がマイナス的な思いでいっぱいになってしまい、どうして良いのかわかりません。自分に魅力がないから、頭が悪いからと、自分をいじめてしまうだけで、そうしたダメな自分を変える手段がわからないので、いつまでもビクビクしてしまうのです。そうなると相手の方もイライラしますから、よけい攻撃的になってしまいます。

対人関係は、ただ一方的に相手が悪いと責めても、逆にただ自分がダメだと責めるだけでもうまくいかないのです。

対人関係を良くしたいと願うなら、まず相手に変わって欲しいと望むのはやめることです。人はそれぞれ考え方も、環境も、価値観も違います。ですから意見がぶつかり合っても、これは当たり前のことです。**対人関係で悩んだときに重要なのは、相手の問題ではなく、この問題を私たち自身がどう受け取るかということなのです。そして自分自身が変われば、対人関係の悩みも自然と解消していきます。**

人間関係がうまくいかないときは、どうしても相手の悪い面ばかりを見てしまいます。「立ち向かう人は我が心を映す鏡なり」という諺がありますが、うまくいかない人同士は、お互いに自分の中にある嫌な面を相手の中に見ているのです。自分が嫌いな人は、相手も自分のことを嫌だと思っているものです。

私たちは人生の中でどうしても嫌な人、虫が好かない人と出会ってしまいます。そのようなときは、自分の中にその人と同じものがあるから反応してしまうのです。つまり、その人が自分の心の嫌な部分を鏡のように映し出すために、自己嫌悪を感じているのです。

他人のことを「自分勝手な人だ」と思うときは、自分の中にも同じものがあるのです。本当に嫌だと感じているのは、実は相手ではなく、相手に映った自分の姿なのです。

その証拠に、自分自身を改善すると、相手の欠点として見えていたことが気にならななくなります。

『和解の呼吸法』❷　人は自分の心を映す鏡

人を冷たいと感じる方は、自分の中に冷たさを持っている方です。やさしく温かい方は、一見冷たいと見える人に会っても「冷たい人だな」とは感じないのです。それは、人は自分の中にないものは感じることができないからです。

では、どう感じるのかと言うと、「この人は寂しいんだろうな。きっと長い間苦労をしてきたんでしょう」というふうに思えるのです。「冷たい人」と反射的に思ってしまうということは、自分の中にある冷たさがその人を通して映し出されたため、そう思ってしまうのです。

親は、幼い我が子がわがままを言っているのを見ても、「子供は自由奔放でいいな」とか「こういう子はきっと大きく伸びるだろう」と温かく見守ることができます。これは子供に対する愛情と包容力があるからです。

それと同じことで、自分の相手に対する愛と包容力が大きければ、怒ったり、どうしようもない娘だと腹を立てることはありません。ですから、相手が自分勝手に見えてイライラしたときは、自分の中にある自分勝手な面を教えてくれたのだと思えば、心を乱さずにすみます。

やさしく温かい方は、威張っている人を見てもそれで腹を立てることはありません。「この人は精一杯、人から認めて欲しいんだな」と思うだけです。私も、今ではそう思えるようになりましたが、以前は顕示欲の強い人に対して反発することがよくありました。

心の法則を学ぶようになってから、威張っている人は「人から認めて欲しい」という思いが強いということがわかるようになったのです。その人のいいところを認めて、誉めてあげると、むげに威張らなくなります。

対人関係を良くするための秘訣は、まず人は自分の心を映す鏡だと知ることです。

次に大切なのは、人にマイナス的なことを感じたら、それは自分の中にもある要素だと素直に認めることです。それを認めることができたら、**次はその自分の中のマイナス的な面をプラスに変えていく努力をすることです。そして、それに気づかせてくれた相手に感謝の気持ちを持つのです。**

自分はどうしたら批判的な見方をせずに温かい心が持てるのか、どうしたら相手を心から認めてあげられるのか、どうしたら相手の立場に立って考えることができるのか、まず私たちが考えて行動に移していくのです。すると、相手も自然と変わってきます。もし、相手が変わらなくても、私たちはすでに相手のことで悩むことはなく、ストレスを感じることもありません。

そして不思議なもので、**自分が変わること、つまりその人との学びが終わったときに、その相手と離れるような状況になるのです。**仕事関係でしたら、部署が変わったり、担当が変わったりと、ごく自然な形でその人との距離が離れていきます。

私のセミナーに対人関係の問題を持って参加された方の多くが、そうした体験をされています。

次のような方がいました。

会社で今まで嫌いだ嫌いだと思ってた人がいて、その人とは机も近くでとても堪えられなかったそうです。たまたま部署が変わっても、またその人の近くになってしまう。どこへ行ってもどうしたわけか、その人と離れられない……。ところが『和解の呼吸法』をして、自分の相手に対する態度を変える努力をしたところ、一週間後ぐらいに配置換えがあり、その人と別れることができたとおっしゃっていました。

なかには、『和解の呼吸法』をして、大嫌いだった人と大親友になってしまったという方もいます。だいたい嫌いな相手というのは、自分と似たようなものを持っているのですから、一度わかり合うことができたら、逆に素晴らしい理解者になれるのです。

嫌な人ほど自分と似てるところを持ってる場合が多いのです。逆に、骨肉の争いという言葉があるように、似た者どうし、特に身内の間の争いほど、激しいものになります。

自分が変わったかどうかを確める方法は、今まで苦手としてきた人のことがまったくストレスにならなくなったら、ということになるでしょう。

『和解の呼吸法』❸　描いたイメージが現実になる

私のところに相談にいらっしゃる方の九割近くが、対人関係で悩んでいます。それは職場だったり、親子の問題だったり、恋人やご夫婦だったりと相手はさまざまです。

しかし、真剣に問題解決をしようと呼吸法を習得し、心の浄化セミナーを受講され、そして実生活で実践をされた方で問題が解決しなかった方はほとんどいません。

「長い間、悩んでいたのが嘘のように楽になった」という言葉を聞くたびに、思い方、見方を変えるだけで、人間関係が調和されていくのを実感しています。


会社で経理をされていた、五〇代のAさんは、上司のことで悩んでいらっしゃいました。仕事は好きだし、給料にも何も不満はないけれど、その上司と顔を合わすことさえなければと、思っていたそうです。その上司のことが嫌で嫌で、どうしても許すことができなかったそうです。

そう思っているうちに、最初は同じ部屋にいるだけだったのが、何度目かの配置換えで、なんとAさんの席はその上司の目の前になってしまい、遂には隣の席になってしまったそうです。なんとかしなければと思い、私のセミナーに参加されました。そして、『和解の呼吸法』で、その上司との関係をやり直すイメージを持つように心がけ、さらにその人への態度を変える努力をしたのです。そして、その人と楽しく会話をするビジョンを明確に持つようになったところ、突然、その上司が転勤になったとのことです。

上司との関係がギクシャクしていて、顔を見ても、エレベーターで会っても挨拶もしない、と悩んでいたBさんの場合も劇的な変化が現れました。この方は、その上司の良い面や、お世話になったことを一生懸命探して、『和解の呼吸法』をしながら、楽しく会話しているところをイメージし続けたのです。

するとある日、エレベーターの中でその上司と顔を合わせたところ、向こうから初めて声がかかり、「今晩一緒に飲みに行かないか」と誘われたそうです。それまで一度もなかったことなので、本人もビックリしたそうです。

でもこれも上司から見れば、変わったのはBさんなのです。Bさんがその上司の良いところを見ていますから、自然に態度も変わってくる。すると上司のほうも、話し合ってみようかなという気持ちになるのです。

『和解の呼吸法』❹　すべての物事には原因があって結果がある

自分が嫌うから相手も嫌う。このことがわからないために、多くの人が人間関係で悶々と悩んでしまうのです。そして、これは子供のいじめにも当てはまる原理です。いじめの問題で忘れてはいけないのは、いじめた側にもいじめられた側にも、両方に問題があるということです。

特定の子がいじめられるのにもなんらかの理由があります。その子たちの持つマイナスのエネルギーが、加害者のいじめっ子の目に止まってしまうのです。

いじめの加害者になる子というのは、親からの圧力やいろいろなことで、ものすごいストレスが溜まっているのに発散できないでいるのです。自分が苦しくて仕方ないので、自分がなにをしても絶対に危害を加えてこない子を探すわけです。

一方、いじめられる子は、やさしい子に多いのですが、その中でも「自分はダメだ」という思いの強い子が狙われるようです。

一方は自分を責め、もう一方は人を責める。つまり、マイナスの両極にいるもの同士が引き合ってしまうために「いじめ」は生じるのではないかと思います。

すべての物事には原因があって結果があります。ですから勇気をもってその原因を見極めることが大切なのです。『原式呼吸法』をしていただければ、見極めた原因に対処する方法は、真我からインスピレーションとして与えられるようになります。

何事も深く考えない、なんでもいいや、なんとかなるだろうと日々を安易に過ごしている方は大勢います。そういう方ほど、自分でも気づかないうちに人に迷惑をかけているものです。そういう方には、人生の途上でいろいろな出来事に遭ったとき、「なぜ自分がこういう目に遭うのか」「どうしたらいいのか」と、真剣に物事を考えるチャンスにすることをお勧めします。

私たちがそのような出来事に真剣に取り組んだときには、解決する方法が必す見つかるものなのです。

『和解の呼吸法』❺　目に見えない世界の法則

すべての物事には原因があります。

私たち人間がこの世に生まれてきたのにも、それなりの理由があります。

人間には誰にも欠点と長所があると思います。その欠点をこの人生で修正して、こうありたいと思う自分を再創造していくこと、それが人生の最大の目的だと私は思っています。

私たちには、自由意志が与えられている反面、原因結果の法則の中におかれていることも事実なのです。

人生は、播いた種を必ず自分で刈り取ることでもあるのです。つまり、自分が発した言葉も思いも行動も、すべてその成果を自分が体験するということです。

私たちは宇宙の法則を自分自身で体験して、自分がどうなりたいのかを知り、自分で人生をつくっていく。そのために人間は生まれてくるのではないでしょうか。

人生の目的を思い出して、それを実行していく。人生を終えるときに「本当に幸せだった」と言えるような人生が、本当の意味での幸せな一生ではないでしょうか。

そのような幸せな生涯をおくるためには、やはり人間関係のトラブルを解消することを避けては通れないでしょう。

また、私たちのほうに覚えがなくても、相手の方がこちらを怨んでいるという場合もあります。私たちは相手を傷つけたことなど忘れているかもしれませんが、その相手は「あの一言で傷ついた」と怨んでいるかもしれません。そうした念は相手が心から許してくれるまで、永遠に消えません。つまり、人を傷つけた私たちは相手の恨みの念を永遠に受け続けることになってしまうのです。

恨みの念はとても強力で、それを受けている間は、はっきりと自覚できなくても体調が悪くなったり、物事が、うまくいかなかったりします。

同じ空間の中に、私たちを悪く思っている人がいると、その場にいるだけで気分が悪くなることがあります。これは目には見えなくても、相手のマイナスの念がエネルギーとして伝わってくるからです。

こうした恨みの念というのは、私たちの心がプラスのエネルギーで満たされ輝いていれば跳ね返すこともできますが、私たちも人を傷つけたり人を怨んだりして心にマイナス部分を持っていると、まともに影響を受けてしまいます。

呪いの藁人形というのがありますが、呪う相手にマイナスの面があれば、本当に呪い殺すこともできてしまうのです。

私たちがマイナスの思いを持てば、マイナスの作用が働いてしまうのです。つまり、人を呪えば、そのマイナスの呪いのエネルギーがブーメランのように自分に返ってきてしまうのです。

『和解の呼吸法』❻　すべての巡り会いには意味がある

人間には与えられた「縁」というものがあります。「袖摺り合うも他生の縁」という言葉がありますが、人生の中で深い関わりを持つ方というのは、すべて私たちの人生にとって大切であり、かつ必要な方々なのです。

地球上には七〇億ぐらいの人々がいますが、一人の人間が一生の中でつき合える人の数は限られています。どんな人でも、本当に親しくつき合える方というのは百人未満ではないでしょうか。

ですからその人生の途上で関わってくる方々に対して、嫌だからといって避けていると、私たちは心を成長させるチャンスを自ら逃すことでもあるのです。

巡り会う方々にはすべてなんらかの意味があるのです。その大切な縁を自分から切ってしまうと、そこから学べるチャンスをなくすだけでなく、その方に関係する人々との縁までもなくすことになってしまいます。

人間は支え合って生きています。自分だけが良ければいいというのではなく、自分

と縁があった方を大切にしていくことで、自らを支えてもらえるようになるのです。

私はこのような仕事をしていますから、悩みを抱えた方々と大勢お会いします。そのほとんどは初対面の方ですが、私は時間が許す限り、精一杯、電話や手紙、または直接お会いしてアドバイスをさせていただいています。

忙しかったり、体が疲れていても、それを苦に思わないようにしています。それは、相談にいらした方は私と縁のある方であり、その方から私も学ばせていただいていると思うからです。

大勢の方の中には、こちらがアドバイスをしてもなかなか理解していただけない方もいます。

その方が、なかなか納得できない理由は、幼少のときの家庭環境や、苦しみや悲しみ、挫折などのマイナス的な体験がその方の心を閉ざしてしまっているからです。ですから、そういう方と接点を持ったときには、なにか一つでもその方のお役に立てればと思って接していくだけで、相手の態度は変わっていきます。

心を堅く閉ざしている方は、多くの人から敬遠されがちになりますが、嫌がられれば嫌がられるほど、その人はますますそういう面を強く出すようになるのです。人は無意識に自分たちが相手に見ているものを引き出す傾向があります。見る側が相手の嫌な面を強く見れば見るほど、その相手はその面を多く出してしまうものです。

逆に、その人のプラスの面である良い個性の部分を私たちが認めると、その人の良い面が引き出され、態度が劇的に変わったりすることがあります。

どんな人にも必ず良い面があります。人は生まれながらに仏心を心の中に持っています。殺人のような大罪を犯した人でも、真の愛情に触れる機会に恵まれ、仏心に目覚める人もいます。

そしてその後、人々を導くような立場に立つ方もいるのです。人から敬遠されがちの方は、それまでの人生で心が温まるような真の愛情に触れることができなかったために、心を閉ざしてしまっている場合が多いようです。そのような方には、こちらが思いやりのある優しい言葉をかけることで、閉ざしてしまった心が開かれ、その結果、本来その方が心に持つ良い面が引き出されていくことがよくあります。

STEP5 感謝の呼吸法で人生が豊かになる

（実践法は一六一頁）

『感謝の呼吸法』❶　感謝の念を送り人間関係をよくする

呼吸法を始めて間もない方や、心の問題を勉強し始めたばかりの方にお勧めしているのが、『太陽呼吸法』と『感謝の呼吸法』です。

仕事やそのほかのことでの成功は、人の協力が得られるかどうかで決まると言っても過言ではないでしょう。私たちは波動の世界で生きており、その波動の合ったもの同士がグループを形成しているのです。私たちが仕事で成功している方や、多くの方々から尊敬されている方を見て、ああいう方とお友達になりたいとか、縁を持ちたいと思ったときに行うと実現に導いてくれるのが『感謝の呼吸法』です。

この呼吸法のやり方は、まずは相手の方と自分が太陽の光に照らされている様子をイメージします。そして、呼吸法を行い上体を戻したときに、その方に向かい、心の中で「○○さん、ありがとう」と声をかけるのです。相手の顔を思い浮かべて心からお礼を述べます。

すると、太陽の光から感じ取れる愛、優しさ、感謝などのプラスのイメージを相手に送ることができます。相手は無意識であなたのプラスの思いをキャッチし、あなたに好感を持つようになっていくのです。

呼吸法によって愛や癒しのプラスのエネルギーが相手の方の心に届くために、その方は「何か気分がいいな」と感じるのです。それと同時に「あの人どうしているかな、あの人に会ってみたい」と、積極的な思いが相手の方の心の中に浮かんでくるようになっていきます。

そういう意味で『感謝の呼吸法』は、交友関係と人脈づくりの有効な方法とも言えます。

私たちがご縁をいただき、お世話になった方に対して、お礼を欠かさないのは常識ですが、それを目に見えない世界でも実践するのが、『感謝の呼吸法』なのです。

現実には相手の方は目の前にいませんが、**毎日、寝る前や朝目覚めたとき、その方に対して感謝の念を送ることをおすすめします。すると、相手との関係はより親密に**

なり、より良いものになっていくことでしょう。

これは仕事関係だけではなく、友人関係や結婚を考えている相手との関係を良くするのにも絶大な効果があるので、ぜひ行ってみてください。

『感謝の呼吸法』❷　家庭にくつろぎと幸せをもたらす

お仕事中心の生活をされている方は、どうしても仕事上の人間関係にばかり目がいってしまう傾向があります。しかし仕事で充分な力を発揮するためには、家庭が安らぎの場でなければならないと思います。安らぎの場でありエネルギー補充の場は、多くの人にとって家庭なのではないでしょうか。

私が毎日必ず行っていることがあります。それは家族、特に両親に対する『感謝の呼吸法』です。**「今日あるのはお父さん、お母さんのおかげ」というような気持ちを、太陽の光をイメージしながら毎日両親に送っています。**

今の時代、親子関係がうまくいっていない方というのは意外と多いものです。私も以前は両親との間に深い溝を持っていました。

よその両親と自分の両親をくらべて不満を感じたこともありました。ところが、心の浄化を行っていくと、自分は両親に対して「してくれるのは当たり前」と、感謝の心が失われていたことに気づいたのです。

考えてみれば、相手が誰であれ、もらったことに当たり前のことなど一つもないはずです。そこで私は、生まれたときからこれまでに、両親が私にしてくれたことを一つひとつ思い出していったのです。

すると、本当に自分がどれほど大きな愛情に包まれていたか、そして、両親にしてもらったことの多くを実感として感じられるようになったのです。

それがわかった瞬間、私の中にあった親への不満は全部消えてしまいました。もし、自分が不満を持つのなら、今まで両親からしてもらったことをなんらかの形で全部返してからだと思いました。

とにかく、自分が生きている間に、両親にできるだけのことを返していきたいと思うようになったのです。

その第一歩として感謝の気持ちをきちんと言葉にして伝え、食事や旅行に誘ったりしているうちに、両親の私に対する態度が変わっていき、私のすることに対して協力的になってくれました。

男性の方の中には、恥ずかしいという気持ちがあるのでしょうか、父親とはあまり口を利かないという方が多いようです。しかし親子関係を良くしたいと思うなら、勇気を持って感謝の気持ちを表現していくことをお勧めします。

どうしても口を利くのが嫌だったり、行動を起こせないという方は、父親の姿を心の中でイメージして『感謝の呼吸法』をしてみてください。

「お父さん、ありがとう」と心の中で語りかけているうちに、本当に感謝の心が湧いてきて行動に移せるようになると思います。

私たちが家族一人ひとりに愛情と感謝を持って光を送るようになると、言葉に出さなくても、相手も心でその愛情を感じ取ってくれるものです。心がつながっていくと、言葉で表現することも、恥ずかしく感じなくなるでしょう。

家庭を憩いの場にするには、最初に気づいたほうが勇気を持って、家族一人ひとりに愛情を注ぐことが大切なのではないでしょうか。

第3章

「原式呼吸法」で効果が実感できる

それでは、いよいよ原式呼吸法を実践していきましょう。

これから説明する呼吸法はどれも、第一章でご紹介した、丹田を使って行う基本的な呼吸法の応用です。

ですから息を吐くときに前方に十五度ぐらいまで上体を倒し、そのときにヒップを締める要領は同じです。

違うのは、基本の呼吸法をしている間に、自分の目的に応じたイメージをプラスするということです。

STEP1 太陽呼吸法で朝日を全身に浴びたようにイメージしよう

『太陽呼吸法』とは、その名の通り太陽の光をイメージしながら行う呼吸法です。

そこで、まず最初に太陽の光のイメージする方法について少し詳しく説明しましょう。

実際に呼吸法と合わせるときには、ほんの一瞬のうちにイメージしていただくことになります。

あらかじめイメージだけを練習しておくと、やりやすくなります。

❶軽く目を閉じてください。

朝日に向かって、ゆったりとした気分で座っている自分を想像します。

正面から朝日の光がのぼってきます。

❷その光が頭のてっぺんから顔を通り、両肩から両腕、胸からみぞおち、お腹、背中からヒップ、そして足の指先までサーッと流れ込んできます。

❸頭のてっぺんからつま先まで、全身が太陽のやわらかい光、太陽の愛と慈悲のエネルギーに満ちています。

❹さらに、今度は足下から、ちょうどお風呂にお湯が溜まっていくように、足の先から光が体中に充満していきます。足下からふくらはぎ、膝まで光が充満し、さらに太股、腹、みぞおち、胸、腰、背中全体、肩から頭のてっぺんまで光に満たされ、全身が光の海につかっているようなイメージを持ちます。

それでは、実際にイメージと合わせて練習してみましょう。

❶背筋を伸ばし、顎を引き軽く目をとじます。両手は丹田の位置に当てます。

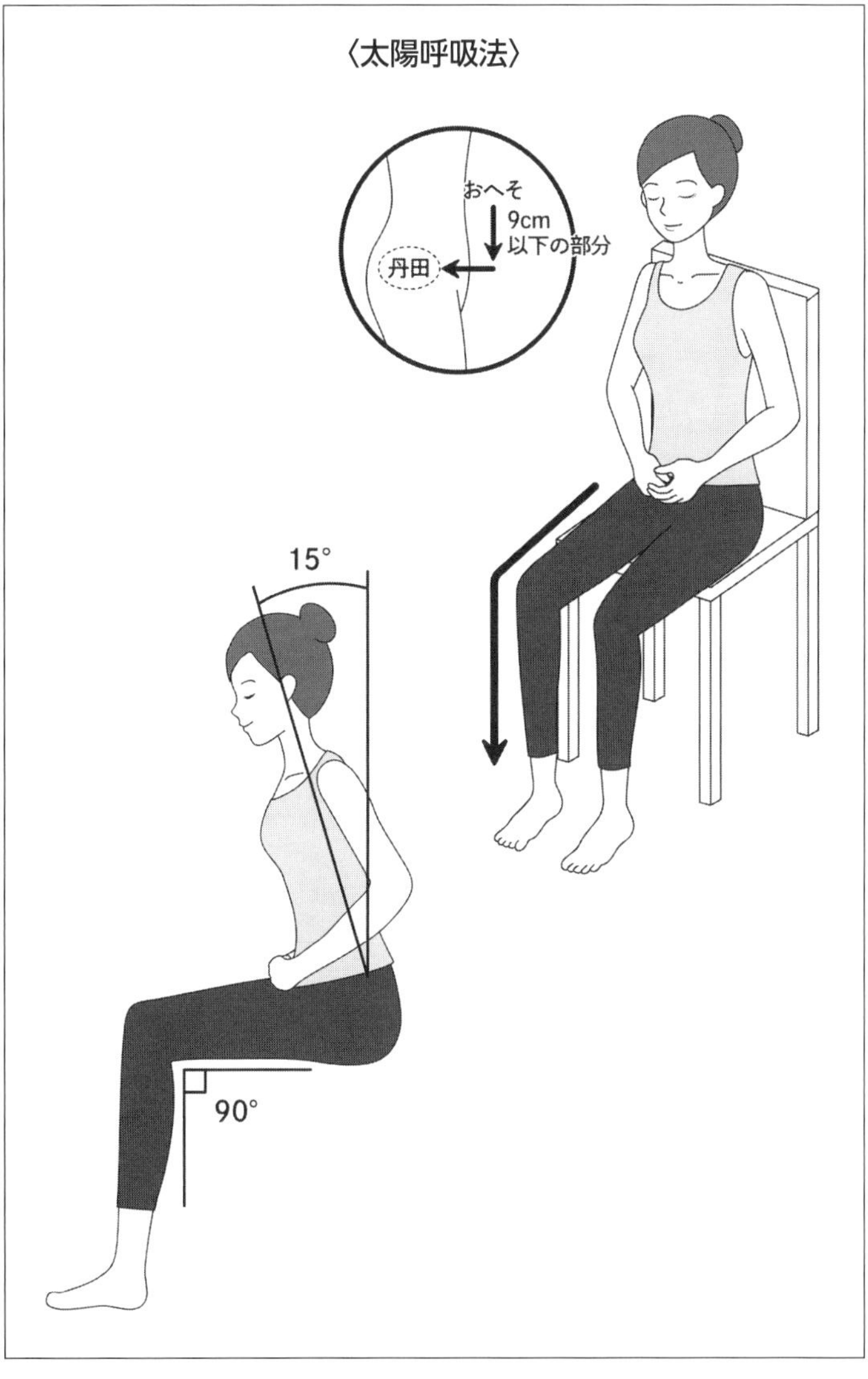
〈太陽呼吸法〉
おへそ
9cm
以下の部分
丹田
15°
90°

❷軽く息を吸い、鼻から息を吐きながら上体を十五度位前方に倒します。

十五度くらい上体を前方に倒したところで、両ひざを合わせ、一瞬ヒップを締めます。

❸両ひざとヒップをゆるめると、自然と息が入ってきます。その後すぐに上体をまっすぐにします。

上体がまっすぐになったところで息は入ったまま、先ほどの「太陽の光がサーッと自分の全身に充満していくところ」をイメージしてください。

イメージが終わりましたら、背筋が伸びた状態から、また上体を十五度前方に倒しながら息を吐いていきます。

これで一呼吸です。

あとは自分のペースで、繰り返し練習してください。

息を吐くときは、イメージする必要はありません。上体十五度くらいに傾けたときに、両ひざを合わせ、一瞬ヒップを締めることのみに集中してください。次に両ひざとヒップをゆるめると自然に息が入ります。

そして、上体をスーッとおこした時に、全身が太陽の光で満ちているイメージを描きます。

集中力がつき、イメージがハッキリ描けるようになるにつれて、体が実際に朝日を浴びているように温かくなっていきます。

なぜ実際に光を受けていないにも関わらず体が温かくなるかというと、私たちの神経、組織、細胞は、現実と想像の区別がつかないようにつくられているからなのです。つまり、イメージをしっかり描けるようになると、実際に朝日を全身に浴びたときと同じように体が反応するのです。

「原式呼吸法」についての疑問にお答えします

想像力が乏しいのか、太陽の光が降り注ぐところがうまくイメージできません。どうしたらイメージできるようになるでしょうか。

太陽の光が降り注ぐところがイメージできないという方は、実はたくさんいらっしゃいます。私も最初はイメージできませんでした。

イメージというと、映画を観るように鮮明な映像として見えなければいけないと思われがちですが、そんな必要はありません。

たとえば、目を閉じて「真っ赤なリンゴを想像してください」と言われれば、ほとんどの方ができると思います。真っ赤なリンゴと言われて、バナナを想像する方はいないでしょう。

日常生活を通常に生活できる方であれば、想像することができない方はいないと思います。ただ、それを映像として見えなければならないと思ってしまうから、できないのではないでしょうか。

イメージというのは、映像にならなくても良いのです。イメージが映像として見えるという方の多くは、写真家や画家、彫刻家など、なにかを創作される方、または小説家など、常日頃イメージを使うことを仕事にしていたり特別にそのような訓練をしている方、生まれつきイメージ力が備わっている方なのではないかと思います。

日頃イメージをする訓練をしていない多くの人々は、目の前にないものをハッキリと映像にするのはむずかしいと思います。しかし、目の前にあるものを一度見てから、目を閉じてイメージしてくださいというと、結構できる方もいらっしゃいます。

ですから、健康体やダイエットのイメージを描くときは、自分の健康なときの写真を使ったり、やせているときの写真に現在の自分の顔写真を貼って、それを眺めてからイメージするとやりやすくなります。

太陽や満月がイメージできない方も、意識的に朝日や満月を見るようにしていただくと、イメージしやすくなります。

STEP2 ヒーリング呼吸法で自然治癒力を高めて体がメキメキ良くなる!

目には見えませんが、私たちの周りはさまざまな波動で満ちています。その中にはプラスの波動もありますが、マイナスの波動も多く含まれています。そして、この世で生活している以上、誰でもそうした波動を受けているのです。

でも、マイナスの波動を必要以上に恐れる必要はありません。自分自身を常にプラスのエネルギーで満たしておけば、たとえ、周りにマイナスのエネルギーが充満していても、はねのけることができるからです。

反対に、私たちの心がマイナスの思いで占められていると、周囲のマイナスと共鳴してしまい、さらなるマイナスエネルギーを呼び込んでしまいます。

ですから、普段から呼吸法を行って、自分の心の中をプラスのエネルギーで満たしておくことがとても大切なのです。

この『ヒーリング呼吸法』は、自分の心をプラスにして健康へ導くだけでなく、家族や大切な方にプラスエネルギーを送って、その方の病の原因となっているマイナス波動をプラスエネルギーへ転換する手助けをします。

しっかり覚えていただいて、家族と皆さん一人ひとりの毎日の健康管理に役立てていただきたいと思います。

まず、元気になっていただきたい方に光のエネルギーを送る方法からご紹介しましょう。

やり方は『感謝の呼吸法』（一六一頁参照）と似ていますが、相手の病気を意識するのではなく、その方が健康美に輝いている姿をイメージするのが、大切なポイントです。

❶背筋を伸ばして、軽く目を閉じ、両手を丹田の位置に当てます。

❷目の前にイスをイメージして、そのイスに病気の方、体の弱い方、どなたでも結構ですから、あなたが心から「健康になってもらいたい」と思う方に座

っていただきます。その方をしっかりとイメージしてください。

❸まず『感謝の呼吸法』と同じ要領で、自分自身と目の前に座っている方の全身を太陽の光で照らします。

そして鼻から息を吐きながら上体を十五度前方に倒します。

❹もちろん、このときも前十五度くらいまで上体を倒したところで、両ひざを合わせヒップを一瞬締めます。

❺次にヒップをゆるめると同時に、息が入るにまかせスーッと上体をおこします。上体をおこしたところで目の前のイスに座っている方が健康美に輝いているところをイメージします。

これを繰り返して行います。

次に自分の体を癒したいときの『ヒーリング呼吸法』をご紹介しましょう。

自分の体をヒーリングしたいときは、現在、体調の悪い部分に太陽の光を受けるイメージをして、自然治癒力を高めます。しかしそのためには、なぜ悪くなったのか原因を知り、その元を絶つ必要があります。そこで、この『ヒーリング呼吸法』を行う前に、まず自分の病の原因を調べてみてください。

病気や体調不良の主な原因を考えてみますと、大きく六項目に分けられます。一つめは心の持ち方、二つめは呼吸の仕方、三つめは食事の内容と量、四つめは毎日の排泄、五つめは冷え、そして六つめが脊椎などの体のゆがみです。

自分の生活を振り返って、これらのうちいずれかに問題があると思われた方は、その原因を正す努力と並行しながら『ヒーリング呼吸法』を行うようにしてください。いくら呼吸法をしても、原因を取り除かなければ効果はあまり望めません。

❶まずイスに座り、自分の良くしたい臓器、もしくは体の部位に右手を当てます。左手は丹田に当てます。手の届かない部位は、イメージだけで行います。

❷最初にイメージだけで自分の全身に太陽の光を満たします。

次にお風呂にお湯が溜まっていくような感じで、足先から光が入って全身が光で満たされるイメージを描きます。

❸次に鼻から息を吐きながら、上体を十五度前方に倒していきます。次に両ひざを合わせヒップを締めます。その後ひざとヒップをゆるめます。そして、上体をスーッと起こし、もとにもどします。

このときに手を当てている部位に感謝の言葉を心の中でかけます。

肝臓でしたら「肝臓さん、いつもご苦労様」と日々の労をねぎらうように言うと良いでしょう。

また息を吐きたくなったら前方に倒して息を吐き、同じことを繰り返します。

特にこれという悪い部位がない人は、全身を光で満たしたイメージとともに、「輝くような健康体」とか「エネルギッシュな体」というように具体的な言葉を添えるといいでしょう。

STEP3 希望実現呼吸法でいつも希望に向かう勇気を手に入れよう!

『希望実現呼吸法』は、希望や理想、こうありたいと願うことを一つ選んで、息を吸うときにそのビジョンをイメージしながら行う呼吸法です。

私たちが生きている三次元世界に起きることは、いったん、心の世界でイメージとして描かれ、それが実現しているというのが心の世界の法則です。

つまり私たちが心の世界で確固たるビジョンとして理想を描くことができれば、それが実現するのです。

そのためにも、なるべく現実に即した具体的なイメージを描くようにしてください。あまり複雑なものは最初はむずかしいと思いますので、具体的なビジョンの描きやすいものから挑戦していくと良いでしょう。

❶背筋を伸ばし、軽く目を閉じ、両手を丹田の位置に当てます。

❷軽く息を吸い、鼻から息を吐きながら、上体を十五度前方に倒していきます。

❸次にひざとヒップを一瞬を締めます。

次にひざとヒップをゆるめると、息は自然に入ってきますのでそれにまかせ、上体を元の位置に戻していきます。

上体がまっすぐになったところで息を吸ったまま、自分の希望のビジョンをイメージします。これを繰り返します。

STEP4 和解の呼吸法で相手と自分に光が照らす

自分の過去を振り返ってみて、心に「引っ掛かり」を感じる方の中から、自分のほうに非があったと素直に認められる相手を一人選んでください。そして目の前にイスをイメージして、その人に座っていただきます。

❶背筋を伸ばし、軽く目を閉じ、両手は丹田の位置に当てます。

❷太陽の一条の光がサーッと自分と相手の人を照らしているところをイメージします。

❸次に鼻から息を吐きながら、上体を十五度前方に倒します。
次に両ひざとヒップを締めてから、脱力します。

❹そのあと上体をスーッと起こします。すると息は自然に入ってきます。

❺上体をまっすぐにしたところで目の前の相手の方に「ごめんなさい」とあやまります。

これを繰り返して行います。

❺のあやまった後に、また③と④を行います。

この呼吸法をするにあたって、相手に対する「引っ掛かり」が大きい方は、まず相手の良い面を思い出すようにしてください。

どんな方にも長所と短所があります。嫌いな人や引っ掛かりのある相手というのは、どうしても悪いところばかりが見えてしまう傾向があります。

人は誰でも良いところもあるのですから、一生懸命に探してみてください。

STEP5 感謝の呼吸法で心からお礼を言いたい人を心に描く

『感謝の呼吸法』は、潜在能力の開発につながる「真我の英知」を引き出すことに欠かすことのできない呼吸法です。

これは最近の脳波研究でわかったことなのですが、「ありがたい」とか「うれしい」といった感謝の気持ちは脳波をα波の状態にします。そして、脳波がα波になったときに、私たちは真我からのメッセージを受け取りやすくなるのです。

α波が出るような感謝の気持ちとは、口先だけで「ありがとう」と言うのとは違い、「心の中から込み上げるような感動を伴うありがたさ」のことです。

本当に感謝の気持ちがあるときには、感謝すると同時に、それほどのことをしてくださった相手の方に対する「報恩の気持ち」が必ず湧いてくるものです。

「ありがとう」という言葉の語源は「有り難い」で、実際にはあり得ないことという意味から使われています。ですから、日常の何気ないこと、それまで当たり前だと思っていたことが実は当然ではなく、「有り難いこと」なんだと、心から思えるようになったとき、人間は「真の幸せ」を初めて感じることができるようになるともいえるでしょう。この『感謝の呼吸法』は、ありがたいことを「有り難い」と感じられる心を養う呼吸法でもあるのです。

『和解の呼吸法』では、イメージの中で、和解したいと思う相手にお詫びの言葉を述べましたが、今度は、「心からの感謝の言葉」をイメージの中で伝えるのです。

では、「感謝の呼吸法」を練習していきましょう。

❶背筋を伸ばし、軽く目を閉じます。両手は丹田に当てます。
そして、目の前にイスをイメージして、心からお礼を言いたい方、お世話になった方に座っていただきます。
次にその方をしっかりと心に思い描いてください。その時に、自分と相手の方が朝日に照らされているところをイメージします。

❷次に軽く息を吸い、鼻から息を吐きながら上体を十五度前方に倒します。
このときに、両手で丹田をさわり「丹田が少しでも動く感じ」を感じるとよいでしょう。

次にひざとヒップを締めます。その後、ひざとヒップをゆるめます。すると息は自然に入ってきます。その後すぐに上体を起こしていきます。

❸上体をおこした時に相手の方に「ありがとうございます」「お世話になりました」などと心の中でお礼を言います。

❹お礼を伝えた後、息を吐き上体を前方に倒し、②と③を繰り返していきます。

STEP6 視力回復呼吸法で目の疲れを癒し、軽い近視・老眼まで治ってしまう！

『視力回復呼吸法』には、『ヒーリング呼吸法』と『太陽呼吸法』の応用編ともいえる二つの方法があります。

まず、『目のヒーリング呼吸法」で目の疲れを癒しましょう。その次に視力が回復する『視力回復呼吸法』をご紹介します。

『目のヒーリング呼吸法』

❶イスに座ってから、両目に右手を当てます。

左手は丹田に当てます。

最初にイメージだけで自分の全身に太陽の光を満たします。

次に光の海につかっている自分をイメージします。そして足下からお風呂にお湯が溜まるように、足先から光が入って全身が光で満たされるイメージを描きます。

❷次に軽く息を吸い、上体を十五度前方に倒しながら、鼻から息を吐きます。次に両ひざを合わせ、一瞬ヒップを締めます。そのあと、ヒップをゆるめ力を抜きます。そして上体を元にもどします。上体がまっすぐにもどったところで、朝日が両目を照らしているところをイメージします。そして、次の呼吸に移っていきます。

これを繰り返します。

『視力回復呼吸法』

❶ここではまず、視力の回復の実現を助ける言葉を作ります。

まず、自分の視力が回復されたときの喜びの言葉をつくってください。

たとえば、「私の目は、いつでも見たい物に焦点をはっきり合わせることができます」「私の視力は健全です」など、一呼吸の間に言える長さの言葉でしたら、お好きなもので結構です。

❷そして、近視の方は、遠方のものがメガネなしで見えている状態をイメージしながら、老眼の方はメガネなしで新聞を読んでいる自分をイメージしながら、その言葉を心の中で宣言します。

❸この後は『希望実現呼吸法』と同じで、上体をおこしたときに、自分の希望のビジョンをイメージし、視力が回復したときの喜びの言葉を心の中で唱えます。

これを繰り返します。

軽い近視や老眼でしたら、この呼吸法だけでも良くなることがありますが、長い間メガネを手放せないような生活をしていた方や、視力が著しく低下してしまっている方には、「眼筋トレーニング」を呼吸法と併用してすることをお勧めします。

私のところでは、「眼筋トレーニング法」を詳解した本やビデオも出しております。

第4章

実証「原式呼吸法」でこんなに良くなった

体験談1　もうダメだと思われていたガンから解放！

◎T・Oさん（女性）

私が真剣に呼吸法に取り組んだのは、七〇歳になってからのことです。それ以前から原先生のセミナーには何度か参加させていただいていたのですが、視力回復呼吸法のセミナーのとき、先生からモニターをしてくださいと言われたのがきっかけでした。もう四〇年来の近視でしたし、年齢を考えてもとてもいい結果が出るとは思っていなかったのですが、〇・一しかなかった視力が〇・八まで回復いたしました。

また、当時は乳ガンの手術を受けたばかりだったのですが、五年経った今になって、主治医の先生から「もっても一年と思っていたんですよ。良かったですね」と言われ、大変驚きました。

ガンから解放されたのも呼吸法で、つたないながらも太陽を一生懸命イメージ

していたおかげと感謝しております。

《解説》

この方は元教員だったので、今は子供たちに書道を教えていらっしゃいます。とても教育熱心で、知的な素晴らしい方です。私の所へ来られたのも、悩みがあってということではなく、七〇歳近くなったので、健康維持のために呼吸法を学びたいということでした。

それ以前にも呼吸法で体が良くなったというデータがあったのですが、私が彼女にモニターを勧めたとき、ご本人は視力までは回復しないだろうと思っていたようです。しかし、「やれば絶対に良くなりますよ。本当に良くなると思えば必ずそうなりますから、やってみましょうよ」との私の言葉に、「わからないけど、やってみます」と言ってくださいました。

T・Oさんの場合は、トレーニングを始めてから半年ぐらいで視力が回復しました。そしてメガネなしで針に糸が通せるようになったと、ご本人が一番驚かれていました。

乳ガンのことは、私も後からお聞きしたのですが、悪性だということを事前に知らされず、本人が絶対に良くなると信じていたのが、良い結果を招いたのだと思います。

これは最近の学会でも発表されていることですが、マイナス思考を持っていると免疫力はいちじるしく低下します。

「自分はダメな人間だ」と思った人は、免疫に関係するナチュラルキラー細胞の数値が下がるとのことです。

逆に「自分は絶対に大丈夫だ」と確信を持てるときは免疫力も高まります。

特にガン細胞の場合は、体内の酸素摂取量が低下したところで増殖するとも言われていますから、呼吸法で新鮮な酸素を取り込むことは、ガン細胞の増殖を防ぐためにも有効な方法ではないかと思います。

体験談２　楽しく仕事ができるようになった！

◎Ｋ・Ｙさん（男性）

　私はコンピュータ関係の仕事をしていますが、以前は日常生活でもイライラすることが多くありました。課長職にありながら人前で話すのも苦手で、毎日の仕事に生きがいを見い出せず、上司や部下に対する不満を抱えていました。

　ところが、原式呼吸法をするようになって、「悪いのは人ではない。自分の感じ方なんだ」ということに気づいたのです。そして、自分を変えようと決意して生活をするうちに、相手の立場で物事を考えられるようになりました。

　その結果、人に対してイライラしなくなったのです、おかげで今は、上司や部下からも信頼され、楽しく仕事ができるようになりました。

《解説》

K・Yさんが私のセミナーに参加したのは、自分の中のイライラをなんとかしてなくしたいという動機からでした。最初は、正直に申しまして、「心の中にたくさん不満を溜めているな」という印象を受けました。頭の回転が速く、有能な方には見えたのですが、なんといっても初対面の印象が暗かったのです。

K・Yさんは足かけ四カ月間にわたって開催される「真我実現瞑想セミナー」に参加されて、心の浄化と呼吸法の基礎を学ばれました。その結果、表情は驚くほど明るくなりました。

現在それから一年半ぐらい経ちますが、今ではK・Yさんは周りの人々を楽しませ、人望を集めておられます。以前は人前で話すのは苦手だとおっしゃっていたのですが、今は私のセミナーでも率先して司会をしてくださいます。しかも人と話すのが得意になっただけではなく、表情も明るく、話に説得力があります。

仕事の面でも、今までは部下のやることが気に入らず、イライラすることが多かったそうですが、部下を信頼して仕事を任せるようにしたところ、部下の方もK・Yさんを信頼するようになり、職場の雰囲気もとても明るいものになったそうです。

体験談３　三つの難問がすべて最善のかたちで解決した！

◎Ｋ・Ｔさん（男性）

私が原先生と出会ったのは、お仕事のご縁からでした。当時、私は三人の弁護士に依頼するほどの問題を抱え、公私ともに大変苦しいときでした。そんなときに原先生から「徹底的に心の浄化をすると楽になりますよ」と言っていただいたのです。

私はすぐに心の浄化を通して理想・希望に導く「真我実現瞑想セミナー」と「呼吸セラピー」に参加いたしました。

最初の奇蹟はわずか三日めに起こりました。妻との離婚問題が原因で口を一切きいてくれなかった子供と電話で話ができたのです。それからの変化は大変なものでした。

今、私は呼吸法をするようになってまだ一年ですが、当時の問題はすべて最善のかたちで解決しました。また、仕事の面でも素晴らしい人たちとのご縁ができ、発展しております。これほどまでに希望が実現してしまうのですから、これから起きることが楽しみでしかたのない毎日です。

《解説》

K・Tさんとの出会いは、私のビデオやCDの音楽を担当してもらうために、音楽関係の方からの紹介がきっかけでした。そのとき、私が紹介者の方から言われたのは「K・Tさんは能力のある人だけど、芸術家にありがちな喜怒哀楽の激しいタイプだから、そこを承知してつき合ってください」ということでした。

確かにお会いした当初はいい方だなと思うと同時に、苦しみをだいぶ抱えている方だなという印象を受けました。

悩みを打ち明けてくださったのは、一緒にセミナーでの旅行をしたりして、互いに打ち解けてきてからのことです。

家庭面では離婚裁判、またそれに伴うお子さんとの確執もありました。また、作曲の拠点としているスタジオが、ある人に乗っ取られそうになり、そちらも裁判になっていたのです。なかでも離婚の原因が自分にあったため、母親の味方をして自分とは口も聞いてくれないお子さんとの問題が一番辛かったようです。

私はそうした問題もすべて、自分の心の中で解消することができたら現実も解決すると、セミナーへの参加をお勧めしたのです。

K・Tさんの場合は、とても早い段階で結果が現れました。第一ステップの一回目、わずか三日めのことです。それまで電話にも出なかったお子さんと、話をすることができたのです。

これは三日間で、K・Tさんの心の中が変わったということを意味します。こちらの相手に対する思いが変わると、それを受けて相手も変わるのです。人間は自分が嫌だと思うと相手からも嫌われますが、その反対もあります。

それまでは「あんなに傷つけたのだから無理じゃないか」と思っていたK・Tさんの気持ちが、「本当に悪かった。でも、なんとかわかって欲しい」という積極的な思いに変化していたのです。

このように、人間の運命はその人の思い通りになってきます。「ダメだ」と思っていると、本当にダメになってしまいます。逆にこうした心の世界の法則を知れば、

「絶対にダメ」などということはあり得ない、こちらの心の持ち方次第で、絶対にわかってもらえるという確信が持てるのです。

K・Tさんは、それを信じて見事に問題を解決してきました。心の中の思いを変えただけなのです。実際に行動に出ていないのに、相手の反応が変わったのが、K・Tさんのさらなる確信につながったのでしょう。

四カ月めが過ぎたころには、電話口で初めてお子さんの笑い声を聞くことができました。その後は、六年ぶりの食事も楽しむことができたそうです。

呼吸を深くすることと、心の浄化とで心の中のプラスのエネルギーが強くなり、それに伴い彼自身が変わり、現実が変化していったのです。

私はセミナーに参加される方を見ていていつも思うのですが、本当に意識の世界は不思議です。本人がプラスに向かうように努力をしているときは、必ず周囲がバックアップしてくれていることが多いのです。

K・Tさんの場合もそうでした。彼の場合、仕事はマネージャーの方があちこち飛び回り営業してくださるので、普通でしたらK・Tさんが仕事を休んで、仕事とは無関係なセミナーに参加したいからと言っても文句を言わずに送り出すことなどできないと思います。

ところが、マネージャーの方が、不思議なことに私のセミナーに参加するのには賛成をしてくださったのです。

その理由は、セミナーから帰ると、特に営業をしたわけでもないのに、相手先から不思議に良い仕事が舞い込んでくることが多くなったからです。

これも心の世界の法則から見れば、理にかなったことなのです。

ラジオやテレビの電波は、人が見る見ないに関わらず常に大気中を流れています。ですから、見たいと思ったときに、チャンネルを選んでスイッチを入れると見えるのです。実は人間の意識もこのテレビやラジオの電波と同じようなものなのです。人間は常に想念という電波を、一人ひとりが全宇宙空間に流しているのです。

ある人が「自分はこういう仕事がしたい、必ず時が来ればできる」と常にプラスの意識で思っていると、「こういう仕事を頼みたいんだけど誰にしよう」と考えている人の意識にピタッとチャンネルが合います。そしてそれが「あっ、そうだ！　あの人がいた」と、仕事の依頼につながっていくのです。

K・Tさんにご自身が希望していた仕事が舞い込んできたのも、彼の「こういう仕事がしたい」というプラスのエネルギーを相手がキャッチしたということです。

このことは、仕事で成功している方を見ると必ず「自分は絶対こうなりたい」「こういう風にしていきたい」というはっきりしたビジョンを持っています。

私が「真我実現瞑想セミナー」で理想・希望実現計画を作成していただく前に、自分が何をしたいのか、自分がどうなりたいのかを書き出していただくのもそのためです。

最初は何がしたいのか、どうなりたいのかわからない方もいるでしょう。しかし、呼吸法を徹底的に行い、心の浄化をしていけば必ず見えてきます。「最初はこうしたいと思っていたけど、本当はこうだった」と、途中で本当の自分の願いに気づかれる方もたくさんいます。

K・Tさんは、それまでにも芸術賞や音楽賞をいくつも受賞していて、環境音楽の分野では第一人者として認められる実力を持っていました。それにもかかわらず、それに見合うだけの仕事が来ていませんでした。ところが、心がプラスエネルギーで満たされ、他人にオープンに接するようになった結果、Ｋ・Ｔさんには次々と望ましい仕事が来るようになったのです。

裁判のほうも彼自身が変わった途端に、すべてが良い方向で解決されたとのことです。

争いごとは「勝とう、勝とう」という思いで向かっていくと、相手も必死になって「勝とう」としてきますから、かえって長引いてしまうのです。ところが、自分の非を素直に認めて誠意を尽くせば、相手にも真心が通じる結果、物事がスムーズに収まります。

スタジオの件も、通常では円満解決はむずかしいと思われていたのですが、最善の形で解決したそうです。

今ではお子さんとの関係も回復し、一緒に住んでいたときよりも良い関係になれたと喜んでいらっしゃいます。

よく、運が良いとか悪いとか言いますが、運は自分の努力次第で引き寄せることができるのです。「あんないい人なのになんて運が悪いんでしょう」と言われる方がいます。運の悪い人の多くが物事をすごく否定的にとらえますが、こういう方は我慢強くて、「すべて自分が悪いんだ」と色々な問題を自分で背負い込んでしまっているのです。

しかし、人間性の善し悪しとはまったく関係ありません。そういう方でも呼吸法によってプラスのエネルギーで心を満たすように自分を変えていけば、必ず運命は好転していくのです。実際に呼吸法と瞑想を続けておられる方は、各人の理想や希望が実現される方向に導かれています。

私たちは誰でも刻々と自分で運命をつくり上げているのです。

K・Tさんは見事にそのことを立証したモデルケースと言えるでしょう。

体験談４　性格が合わない上司との悩みが解決した！

◎Ｙ・Ｏさん（男性）

私が原先生の真我実現瞑想セミナーに参加したのは、自分を見失い、何事にも自信が持てなくなって無気力感に落ち込んでいたためでした。なぜそうなってしまったのか、原因は自分でもわかっていました。Ａさんという上司の元で仕事をしていたのですが、その人とどうしても良い関係がつくれなかったのです。

ところが、セミナーで対人関係調和の瞑想という心の浄化作業で、Ａさんとどうしても調和したいと望んだところ、その後の人事異動でＡさんが他の部署へ移っていったのです。絶対に異動しないと思っていましたので、本当にビックリしました。

「人生で出会う人は、なにかを教えてくださる人」と原先生がおっしゃっていた通り、Ａさんは私に心の法則を学ぶきっかけを与えるという役目を終えられたので異動なさったのではないかと感じました。

また、『希望実現呼吸法』を行ったことで、仕事も予想以上に良い結果を得ることができました。しかしなによりも大きかったのは、理想が実現したのは自分一人の力ではない、周囲の協力のおかげだと気づかせていただいたことでした。おかげで今は感謝の心でいっぱいです。

《解説》

Y・Oさんは、上司との対人関係の悩みで私を尋ねていらっしゃいました。

私のセミナーで、彼は対人関係調和の呼吸法や瞑想をするうちに、悩みの原因が上司の方ばかりではなく、自分にも問題があったということがはっきりとわかったのです。そして、上司の方に変わって欲しいと願ったのではなく、自分の上司に対する見方や感じ方を変えたのです。

それまでは「あの上司が悪い」とか「嫌だ」と思っていたために、それが心の引っ掛かりとなり、上司のことで落ち込んだり、自信をなくしていたのです。

Y・Oさんの場合は、自分の心構えを変えて、「この上司とうまくやっていける」

と思えるようになった途端、突然の人事異動で他の部署に上司が行ってしまいました。しかしＹ・Ｏさんにしてみれば、すでに問題は解決していますから、上司の方の異動はあってもなくてもどちらでも良いものでした。

もし、Ｙ・Ｏさんがいつまでも上司の方を嫌っていたら、その方との縁が切れることはなく、他の部署に異動することもなかったのではないかと思います。

よく「あの上司が嫌だ」と会社を辞める方がいますが、そのような方は、たとえ会社を変えても、また新しい会社で同じような人に出会うケースが多いのです。

私たちの真我（本当の自分）は、人生の目的がより豊かな心をつくって自己を向上していくことにあることを知っているので、私たちが各人の心の弱点や欠点を修正しない限り、自分の欠点を自覚せざるをえない出来事にあい続けます。

Ｙ・Ｏさんは、きちんと自分の心と向き合い、その問題から逃げずに克服した結果、その上司との「学び」が修了しました。それで上司の方から自然に去っていったのです。

『希望実現呼吸法』は、具体的にはっきりとしたビジョンを描くことで、その通りのことが実現します。

Y・Oさんは仕事の面でも誠心誠意相手の立場に立って「相手に喜んでもらえるものをつくりたい」という目的を持ちました。このような仕事のビジョンを描いたのですから、結果がビジョン通りの良いものとなったのも当然のことなのです。

彼が仕事でさまざまな成果を出すことができたのも、対人関係調和の呼吸法で上司と和解し、そして心をプラスの思いで満たしたからです。

なぜなら、心が感謝やプラスの思いで満たされていて初めて、「人のために」というビジョンを持つことができるからです。

Y・Oさんは、自分の欠点を修正することで、自ら奇跡を引き寄せたのです。

体験談5　ひどい過食と拒食症が治った！

◎K・Hさん（女性）

私は長い間、過食と拒食を繰り返して苦しんでいました。そのうち、会社勤めもできなくなり、原先生のセミナーに参加したのです。そして、心の浄化をしていくうちに、原因が母との間にあった心の引っ掛かりだったということに初めて気づいたのです。

そして、原先生の指導のもと、母に対して『感謝の呼吸法』を続けたところ、現実の母子関係も良くなり、過食も自然と止まりました。

今では将来への希望も湧き、幸せな日々を過ごさせていただいています。

《解説》

K・Hさんに初めてお会いしたときの印象は、「この人は若くて美人なのにもったいないなぁ」というものでした。大柄で丈夫そうな感じがするのに、気力が感じられなかったのです。
過食や拒食の原因のほとんどが、ストレスからきています。人によっては、ストレスの原因を自覚している場合もありますが、わからないでイライラしている場合も少なくありません。K・Hさんの場合は後者でした。

最初はなにがストレスの原因になっているのか、まったくわかりませんでした。でも少しずつ心を浄化していくうちに、お母さんに対するとても強い反発が心の中にあることがわかってきたのです。

お母さんが彼女に言ったいろいろなことに対する恨みでした。

普通は過食の原因が母親との関係にあるとは思われないでしょうが、精神的な不安が病気の引き金となることは、決して珍しいことではありません。

彼女はそれまでお母さんの嫌な面ばかり見ていて反発していたので家にいても面白くなく、その葛藤から過食になっていたのです。いわゆる「やけ食い」です。やけ食いをして太ると、今度は落ち込んで拒食になったり、吐いたりしてしまう。その繰り返しだったのです。

ところが、感謝の呼吸法を一生懸命するうちに、心の中がプラスに変化していき、今までは一方的にお母さんの悪いところばかりが目についていたのが、「お母さんってこんないいところもあった」と思えるようになっていったのです。すると、心の中の不満も自然に消え、お母さんもK・Hさんに対する態度が変わっていったそうです。同時に過食も自然に止まり、体重も瞬く間に七キロぐらい減り、とてもきれいになりました。それまで気力がなくて、なにをしたら良いのか見えなかったのですが、お母さんとの問題が解消するとともに、自分が将来なにをしたいのかという人生の目標が見えてきたとのことです。

先日テレビで、家出中学生にインタビューをしている番組を見ましたが、彼らに共通しているのが、やはり自分の将来に対するビジョンがまったくないということです。夢もない、これといった希望もない。その場だけ楽しければそれでいい。

しかしそれは、その子たちがなんらかの精神的な原因で、心がマイナスのエネルギーでいっぱいになってしまっているためなのです。自分の心と向き合い、プラスのエネルギーに心の中を切り替えていくことで、K・Hさんのように、自分の人生に夢を取り戻すことができるのです。

体験談6　自分でも信じられないほど人脈が広がった！

◎F・Gさん（男性）

私が原先生から原式呼吸法を学んで、四年になります。最初のきっかけは、世の中のしくみを知る勉強をしたいということでした。

私の場合、最初に変化が現れたのは妻でした。それまでなんとなくギクシャクしていたのが、急に穏やかになったのです。でもこれは妻が変わったのではなく、私が変わったために起きたことだと知りました。

同じような変化は職場でも起きました。そして、セミナーの最初に掲げた人脈づくりという私の希望も、今では私の希望を上回るほどの質と広がりを持ったものとなりました。具体的なイメージを持った深い呼吸と心の浄化が進めば、理想は必ず実現するのだということを今は実感しています。

《解説》

Ｆ・Ｇさんが私のセミナーに参加して最初に変化が起きたのは、奥様との関係でした。

当時、Ｆ・Ｇさんは奥様との関係があまりうまくいっておらず、会話も少なくギクシャクしていたようです。対人関係調和の原式呼吸法を通して、彼は初めて奥様の気持ちがわかるようになったと言います。

それまで、Ｆ・Ｇさんは、食事をつくって待っている奥様に対して「今夜は何時に帰る」というような電話一本も入れなかったとのことです。ところが、深い瞑想と呼吸法を行っていくうちに、奥様がそのためにどれほど心配していたかということが痛いほどわかったのだそうです。

その結果、Ｆ・Ｇさんが今まで奥様からしてもらっていたことを、いつの間にかそれが当然と思ってしまっていたことに気づきました。

人はすべてのことに、それが当然と思っているうちは、本当の感謝の気持ちが生じません。これに気づかれたＦ・Ｇさんは、それから毎日、自分から「今日は何時に帰るから」というような連絡を入れるようになったのです。それをするようになっただけで、奥様の態度はかなり変わったとのことです。夫婦間のコミュニケーションもスムーズになり、今では以前よりも仕事が忙しいのに、ずっと良い関係を維持しているとのことです。

Ｆ・Ｇさんはこの経験で、「やっぱり相手じゃなくて、自分が変わることが大切なんだ」ということと、「立ち向かう人は我が心を映す鏡なり」ということを深く実感されたのです。

また、Ｆ・Ｇさんの最大の目的でもあった人脈づくりにも、めざましい結果が出ました。それまではいい人脈をつくりたいと、さまざまな場所で名刺交換をしたり努力していたわりには、期待したほどの成果が得られなかったそうです。

私たちは波動の世界で生きています。そして、私たちが心の中で思っていることがその人の波動のエネルギーとなって周囲に発信しているのです。

ですから、発信している思いのエネルギーと共鳴する人同士が引き寄せられるようになっています。いくら私たちが、多くの人たちが憧れる立派な方と交流したいと思っていても、もし、私たちの心がマイナス的な思いで満たされているとしたら、たとえ、その方と面識のチャンスがあっても交流を深めることができないのです。いい人脈を広げたいと思ったら、そのような方たちのエネルギーと共鳴できるような波動を、まず私たち自身が持つことです。

Ｆ・Ｇさんもそのことに気づかれて、交流したい相手の方から「本当にこの人と一緒になにかしたい」と思われるような自分になろうと決心されたのです。何度も申し上げておりますが、どういう自分になりたいのかという具体的なビジョンを持つことが、希望を実現するためには大切なのです。

そのために彼は、自分自身の理想像、つまり常に思いやりがあり、感謝の気持ちを持てる人間をイメージしました。そのイメージが実現したことで、いろいろな人から「Ｆ・Ｇさん、Ｆ・Ｇさん」と慕われ、さまざまなグループの世話役をなさっているのです。私もセミナー参加者を対象としたアフターケアのミーティングのときには、Ｆ・Ｇさんに相談役をお願いしています。

第5章
もっと知りたい！「原式呼吸法」についてのQ&A

◆質問1　原式呼吸法に好転反応はありますか?

原式呼吸法で体質を変えたいと思っていますが、好転反応（体が良くなっていく過程で、体内にあった毒素が出るために、一時的に悪化したように見える症状のこと）のようなものはありますか。

◆答

これは結構あります。

以前にも、原式呼吸法をしていたら全身にじん麻疹が出たという方がいらっしゃいました。

その方はじん麻疹が段々悪くなるので心配になり、呼吸法をやめたほうがいいのではないかと思われたのですが、それ以外は体調も悪くなく、私が「続ければ消えますよ」と申し上げたこともあって、頑張って呼吸法を続けてくださいました。

すると、三カ月ほどでじん麻疹が出なくなり、それどころか今までより体調が良くなったのです。それまでは体が弱かったそうですが、呼吸法を続けたことでとても丈夫になられました。今では元気に忙しい毎日を送っておられます。

好転反応には、じん麻疹のほかにも鼻づまりや下痢などいろいろな症状が出ることがありますが、あくまで一時的なものですので信念を持って呼吸法を続けてください。

◆質問2　空気の悪いところでやっても大丈夫ですか？

タバコの煙の多い場所や空気の悪いところで、原式呼吸法を行っても効果はあるのでしょうか。また、この方法で禁煙することもできますか。

◆答

タバコの煙がモウモウと立ちこめているような場所では、しないほうがいいでしょう。また、電車の中でひどいラッシュのときなどでも、深い呼吸はできないと思います。それでも丹田を引くことだけはできますから行ってください。

呼吸がそれほど深くなくても、丹田を引いたりゆるめたりするのは、呼吸を体得するための良い練習になります。

タバコに関しては、原式呼吸法で完全にやめることができた方が何人もいます。なぜなら、この呼吸法により新鮮な空気が肺の中に大量に入ってきますので肺の内部がきれいになり、異物であるニコチンを拒否するようになるからです。

無理にやめようとしなくても、呼吸が深くなってくると段々タバコを吸う量が減り、肺にとって良くないものは、自然に欲しくなくなっていき、やめることができるのです。

◆質問3　上司や同僚から意地悪を受けていますが、それも解決しますか？

よく上司や同僚から意地悪をされます。なぜ自分がいじめられるのか理由がわかりません。原式呼吸法で解決する方法はあるでしょうか？

◆答

人間関係のトラブルは、なんの原因もなく生じることはほとんどありません。

ましてやそのトラブルで心が乱れたり、心が引っ掛かるような場合には、その問題からなにか学ぶべきことが必ずあるはずです。

しかし中には、どう考えても「その人に自分はなにも悪いことをしていないのに、ひどい仕打ちを受けている」という場合もあるでしょう。

実は、私も過去にそのようなことをされたことが何度もありました。ところが、心の浄化を進めていくと、今その人に自分がされていることは、過去に自分がほかの人に対して似たようなことをしていたことがあると気がついたのです。

つまり、過去において加害者として他人を傷つけてしまった自分が、現在、被害者になって悩む場合があるということです。

宇宙の根本法則である原因と結果の法則は、私たちの人生の中でも作用しています。ですから自分の目の前に提示されたさまざまな問題は、私たちがそこからなにかを学ぶチャンスだともいえるのです。

このようなときに私は、過去の自分の過ちを正すチャンスを与えてくれたと思い、相手に「感謝の呼吸法」をするようにお勧めしています。

◆質問4 『原式呼吸法』をマスターする一番いい方法は？

原式呼吸法は本を読み、独習するだけでマスターできますか？

◆答

原式呼吸法の基本は、本書で詳しく説明いたしましたので、あとは実技を繰り返していただければある程度までマスターできます。お茶やいけ花のレッスンを本だけではマスターできないように、コツのようなことは実際に先生から見て頂くことをおすすめします。

自分で行って納得いく成果が得られない方や、ご自分のやり方に不安が残る方は、私のところで行っている「瞑想・呼吸セラピー」に参加されたりビデオで独習されると良いと思います。

また心の中に、長い間のマイナス的な思いが固まってしまっている方は、呼吸法だけではなかなかうまくいかない場合があります。そのようなときは心の浄化のための瞑想を平行して行っていただくと、効果が出やすくなります。

心の浄化も部屋の掃除をするのと同じで、日頃からこまめに掃除していれば楽なのですが、あまりにマイナスの思いを溜めてしまっている場合は時間を要します。

ただありがたいことに、私たちが心の浄化を決意し、プラスの思いを持ち続ける努力を始めると同時に、各人の潜在意識が働き始め、私たちの望んでいることの実現が早まっていきます。

◆質問5『視力回復呼吸法』はどのくらいで効果が出ますか？
視力回復呼吸法は、どのくらいやると効果が出るのでしょうか？

◆答
これは人によってかなり差があります。

近視などでも軽いものでしたら呼吸法だけで三カ月から半年ぐらいで良くなりますが、強度の近視や乱視がひどかったりする場合は、呼吸法と眼筋トレーニングを併せて行うことをお勧めします。

私の場合は、視力低下の原因が腎臓機能の低下と腸の機能低下にありましたから、体質改善と併せて視力回復に努めたので、結果的には二年ほどかかりました。

多くの場合、目が悪くなるのは、目そのものだけではなくほかにも原因があることが多くあります。

目が悪くなる原因には、私のように内臓の疾患もあれば、心身のストレスや緊張もあります。

ですから、精神面を含めての体質改善と、眼筋のトレーニングが必要です。人によって体質が違いますので、対応の方法もさまざまですが、努力すればそれに応じて回復していくことは間違いありません。

私のところに来られた方には、老眼や四〇年来の強度の近視を治された方もいらっしゃいます。年齢や症状が重いからということであきらめず、是非トライしていただきたいと思います。

◆質問6　アルコール依存症も治りますか？

友人がアルコール依存症です。本人もなんとかしたいと悩んでいるのですが、『原式呼吸法』で治すことはできますか？

◆答

その方がアルコールに頼るようになったのは、心になんらかの引っ掛かりや悩みがあり、アルコールに一時の安らぎを求めているうちにやめられなくなったのでしょう。アルコール依存症の治療がむずかしいと言われるのは、そうした心の問題を解決せずに医学的な治療だけを施すためです。病院に入れば体は治療できますが、心の問題は残ります。それで退院した途端にまたお酒に走ってしまう方が多いのです。

これは過食症の治療でも同じことが言えます。過食症の方は、心の満たされない部分を食べ物で埋め合わせしようとしているのです。まず第一に心の問題を解決しないと、何度も過食と拒食を繰り返すようなことになってしまいます。

「真我実現瞑想セミナー」で、心の浄化をした結果、完全にアルコール依存症から立ち直った方は何人もいらっしゃいます。心の曇りを取り、アルコール依存の原因を解消してから、健康体をイメージして「ヒーリング呼吸法」をしていただくのが最善の方法だと思います。

しかし、一番大切なのは、本人の治したいという気持ちです。質問にあるアルコール依存症の友人は、ご本人に自分を変えたいという意志があるようなので、ご自分の努力次第で良くなると思います。

「病気を治すのは自分自身である」ことを、はっきりと理解した上で取り組んでいただくことが大切です。

◆質問７　否定的な考え方の癖を改善したいのですが…

子供の頃から、私の願いは実現寸前で不運にみまわれて挫折してきました。逆にダメだとあきらめたりすると、些細なことなら叶うこともあります。そのような背景があるので、いいことを思うことが怖くなり、はじめから物事を否定的に思う癖が身についてしまいました。

◆答

願いを持つときに、恐怖感を併せ持っていることが不幸を生む原因になります。「絶対にこうなって欲しい」と願うかたわら、「でも無理じゃないか」と常に疑ったり、「ダメだったらどうしよう」と不安を持ったりすると、無意識のうちに心がマイナスのほうに傾いていきます。

普段、無意識のうちに思っていることはチェックしにくいため、ご自分でも気づかないうちにマイナスの想念が心の中に蓄積されて実現してしまうのです。

もう一つ、希望が実現しないケースには、その希望自体が自分さえ良ければ周りの人が傷ついてもかまわないという我欲の願い、欲望を満たそうとしている場合が考えられます。

いずれにしてもあなたの不安感を解消するには、呼吸法に併せて希望が実現したときのイメージを描き続けることです。呼吸法は、会社の休憩時間でも、ラッシュ時以外であれば通勤電車の中でもできますから、毎日時間をつくってみてください。

私も呼吸法を始めたばかりの頃は、「呼吸を変えるだけで希望が本当に実現するのか」という不安が多少ありましたが、成功例を積み重ねていくうちに確信が持てるようになりました。その後は「こんなにうまくいっていいのかしら」と思うほど絶妙のタイミングで、自分の望みが実現していくことを何回も体験しました。

潜在意識は私たちが幸せになる方法を知っています。ですから私たちは心の浄化をして、心の中にプラスの思いを持ち続ける努力に専念し、あとは潜在意識に任せれば良いのです。

◆質問8　腹式呼吸でも、丹田を使う呼吸法と同じ効果がありますか？

どうしても、丹田を使う呼吸法をマスターできません。代わりに腹式呼吸をしていれば、同じ効果が出ますか。

◆答

普通の腹式呼吸と丹田を使う呼吸は少し違います。

腹式呼吸というのは、よく声楽家が使う呼吸法で、みぞおちの辺りを使って呼吸をするものです。

丹田を使う呼吸法は、おへそから一〇センチぐらい下に位置する丹田を動かしながら、呼吸を続ける方法です。両方とも腹部が動きますので、一見、似ているように見えるかもしれませんが、腹式ではみぞおちを中心に動かす呼吸法であり、丹田呼吸法は下腹部を使う呼吸法です。

最初のうちは手を使わないと、丹田が引けているのかどうかわからないと思いますが、練習を続けていくうちに、手で押さえなくても丹田が引けているのがわかるようになっていきます。腹式呼吸よりも丹田呼吸法のほうが、呼吸が深くなる分、空気の摂取量が多くなります。

丹田はもともと中国の言葉で、語源には「不老長寿を生み出す素」という意味が含まれています。日本語の中に、「あの人は腹ができている」とか「太っ腹」という言葉がありますが、これは包容力があるとか落ち着いているという意味で使われます。私はこうした場合に使われる「腹」とは丹田のことを指しているのではないかと思っています。

◆質問9　丹田を引きやすくするにはどのようなときに練習するのがいいのでしょうか？

丹田を的確に引けるようになるためには、どうしたら良いですか。丹田が引きやすいとき、引きにくいときというのはあるのでしょうか？

◆答

丹田が一番引きやすいのは、お腹がすいているときです。

ですから、あまりお腹がいっぱいのときや、食後は無理にならないようにしてください。食後すぐに呼吸法をすると、気分が悪くなることがあるかもしれません。

その逆に断食中などは、とてもよく丹田が引けます。お腹が空っぽのほうが引きやすいのは確かです。朝、目覚めてすぐや、寝る前などはお腹がすいていることが多いので、比較的引きやすいと思います。

空腹時に「丹田呼吸法」や「五体投地の呼吸法」の練習を心掛けていれば、丹田を引く感覚を早くつかめると思いますので、ぜひお試しください

◆質問10　ストレスからの自律神経失調症は治りますか？

ストレスを受けやすく、自律神経失調症で胃腸障害と不眠に悩まされています。『原式呼吸法』で良くなるでしょうか。

◆答

眠れないというのは、交感神経と副交感神経のバランスが崩れ、交感神経が優位になっていることが多く、体が緊張状態でリラックスできない状態になっています。そのようなときには、寝ながらの姿勢で「太陽呼吸法」を行っていただくと、リラックスして自律神経のバランスが取りやすくなります。また、ストレスも受けにくくなっていきます。

さらに寝床で、左手は丹田に当て、右手を胃の辺りに当てて「ヒーリング呼吸法」をすると、胃腸の働きが良くなり、また心もリラックスしますので、さらによく眠れるようになるでしょう。

もし、それでも眠れないようでしたら、続けてリラックス瞑想をなさることをお勧めします。リラックス瞑想とは、誘導の言葉にしたがって、体を完全なリラックス状態に導くというものです。

私の『ヒーリング瞑想のＣＤ』の中に、この瞑想の誘導が入っています。

慣れれば誘導されなくてもご自分でできるようになりますので、薬などに頼る前に、ぜひお試しください。

◆質問11　パソコンで疲れた目の回復法を教えてください

仕事でコンピュータを使うことが多く、目に悪いとは思いながらも仕方がないと思って我慢しています。原式呼吸法のほかに、疲労回復に良いトレーニングがあれば教えてください。

◆答

パソコンは確かに目を疲れさせます。パソコンの画面にカバーを掛けるだけで、疲労の要因とも言われている有害な電磁波をカットできるものや、電磁波をカットするメガネなどもあります。

トレーニングとしては、一時間仕事をしたら、首や肩のストレッチをなさるとか、目を手のひらで覆ってリラックスさせるなど、仕事の合間でもこまめに手当てをすることです。

目は続けて使うとどうしても疲れます。一時間仕事をしたら五分間目を休ませるというような配慮が必要でしょう。

また、パソコンを使われる方のほかにも、本をたくさん読まれる方や、細かい字を扱う事務系の仕事をされている方は、長時間近くのものを見ているのですから、時々遠くを見ることも忘れないでください
五分間ぐらい窓を開けて遠くを見ると、目の疲労が早く取れます。

昼間だったら景色、夜だったら月や星を眺めると精神的にもリラックスするのでお勧めします。

＊お問い合わせは、以下にお願いいたします。

●原アカデミー連絡先

TEL：03-3335-1170
FAX：03-3335-3202
e-mail:info@haraacademy.jp
http://www.haraacademy.jp

LINE@　QR コード

オンラインサロン　QR コード

免疫力を高めウイルスに克つ
すごい原式呼吸法

著　者　原　久子
発行者　真船美保子
発行所　KK ロングセラーズ
東京都新宿区高田馬場 2-1-2　〒 169-0075
電話（03）3204-5161(代)　振替　00120-7-145737
http://www.kklong.co.jp

印　刷　大日本印刷(株)
製　本　(株)難波製本
落丁・乱丁はお取り替えいたします。※定価と発行日はカバーに表示してあります。
ISBN978-4-8454-2458-0　Printed in Japan 2020